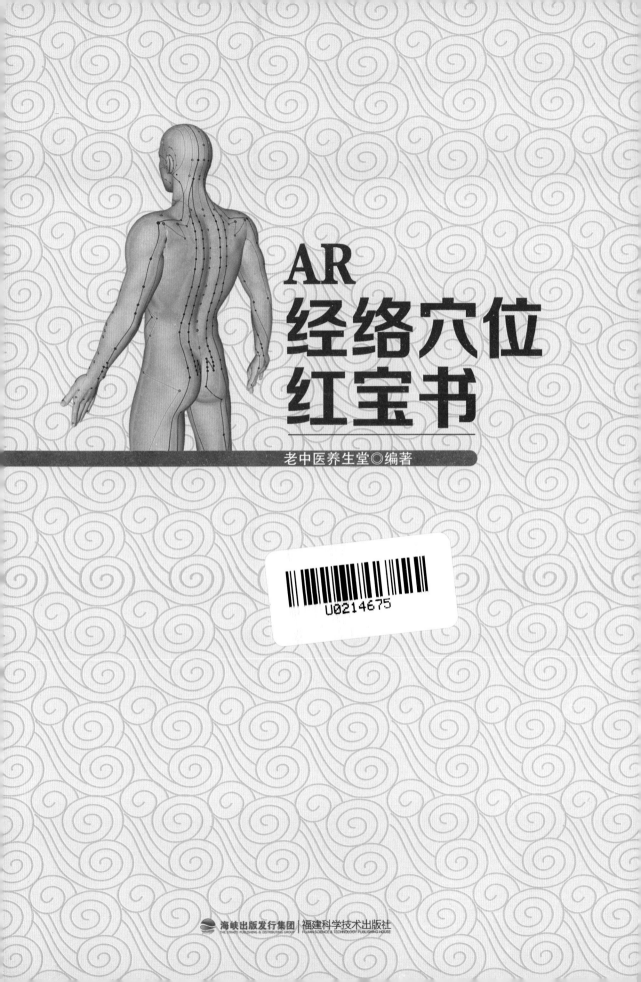

AR
经络穴位
红宝书

老中医养生堂◎编著

海峡出版发行集团 | 福建科学技术出版社
THE STRAITS PUBLISHING & DISTRIBUTING GROUP | FUJIAN SCIENCE & TECHNOLOGY PUBLISHING HOUSE

图书在版编目（CIP）数据

AR经络穴位红宝书/老中医养生堂编著. —福州：
福建科学技术出社，2019.1
ISBN 978-7-5335-5695-2

Ⅰ.① A…　Ⅱ.①老…　Ⅲ.①经络－基本知识②穴位
－基本知识　Ⅳ.① R224.4

中国版本图书馆 CIP 数据核字（2018）第 212609 号

书　　名　AR 经络穴位红宝书
编　　著　老中医养生堂
出版发行　福建科学技术出版社
社　　址　福州市东水路 76 号（邮编 350001）
网　　址　www.fjstp.com
经　　销　福建新华发行（集团）有限责任公司
印　　刷　福州德安彩色印刷有限公司
开　　本　787 毫米 × 1092 毫米　1/16
印　　张　11.5
图　　文　184 码
版　　次　2019 年 1 月第 1 版
印　　次　2019 年 1 月第 1 次印刷
书　　号　ISBN 978-7-5335-5695-2
定　　价　39.80 元

书中如有印装质量问题，可直接向本社调换

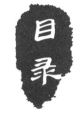

目录

云门
中府

天府
侠白

尺泽

孔最

列缺
经渠 太渊
鱼际
少商

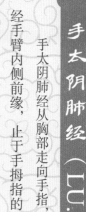

第一章

手太阴肺经（LU.）

手太阴肺经从胸部走向手指，起于胸部的中府穴，经手臂内侧前缘，止于手拇指的少商穴，每侧十一穴，共22穴。

●肺经主治病症：①咳嗽、气急、喘息等呼吸系统疾病。②心烦、胸闷、上臂及前臂内侧疼痛不适等经脉循行部位的疾患。

手太阴肺经

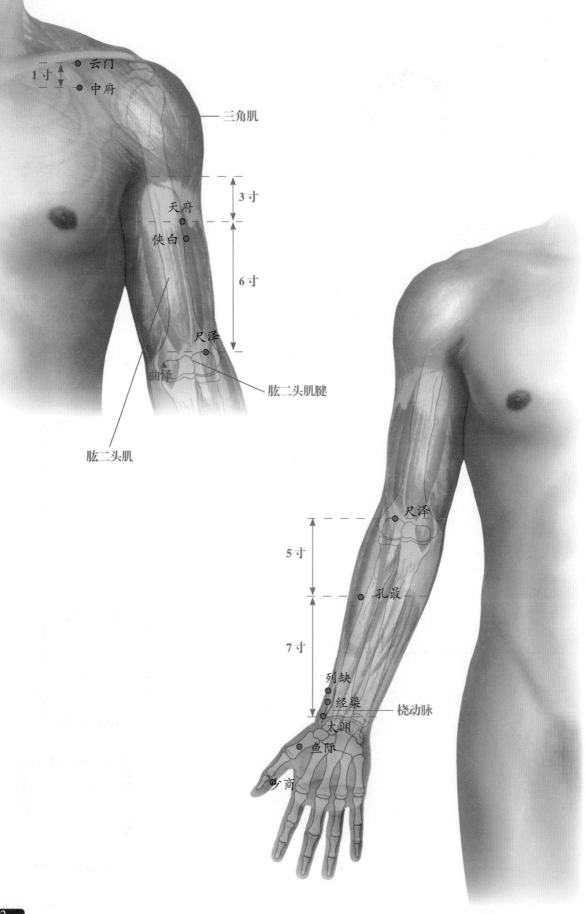

云门

中府

1寸

三角肌

天府

侠白

3寸

6寸

尺泽

曲泽

肱二头肌腱

肱二头肌

尺泽

5寸

孔最

7寸

列缺

经渠

太渊

鱼际

少商

桡动脉

中府（LU1）

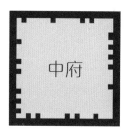

【定位】在胸部，横平第1肋间隙，锁骨下窝外侧，前正中线旁开6寸。

【主治】咳嗽、气喘、胸痛、肩背痛。

【操作】向外斜刺0.5~0.8寸；可灸。本穴不可向内深刺，以免伤及肺脏。

●快速定位　在云门下1寸。

云门（LU2）

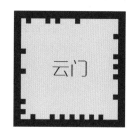

【定位】在胸部，锁骨下窝凹陷中，肩胛骨喙突内缘，前正中线旁开6寸。

【主治】咳嗽、气喘、胸痛、肩痛。

【操作】向外斜刺0.5~0.8寸；可灸。不可向内侧深刺，以免伤及肺脏。

天府（LU3）

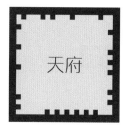

【定位】在臂前区，腋前纹头下3寸，肱二头肌桡侧缘处。

【主治】鼻出血、咳嗽、气喘、肩及上肢内侧疼痛。

【操作】直刺0.5~1寸；可灸。

●快速定位　肱二头肌外侧沟平腋前纹头处至尺泽连线的上1/3与下2/3的交界处。

侠白（LU4）

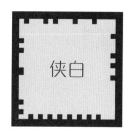

【定位】在臂前区，腋前纹头下4寸处，肱二头肌桡侧缘处。

【主治】咳嗽、气喘、上肢内侧痛。

【操作】直刺0.5~1寸；可灸。

尺泽 （LU5）

【定位】在肘区，肘横纹上，肱二头肌腱桡侧缘凹陷中。

【主治】咳嗽、气喘、咯血、潮热、胸部胀满、咽喉肿痛、急性腹痛腹泻、肘臂痛。

【操作】直刺0.8~1.2寸，或点刺出血；可灸。

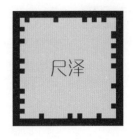

孔最 （LU6）

【定位】在前臂前区，腕掌侧远端横纹上7寸，尺泽与太渊连线上。

【主治】咯血、鼻出血、咳嗽、气喘、咽喉肿痛、热病（一切外感引起的热性病如传染病、中暑等）无汗、痔血、肘臂痛。

【操作】直刺0.5~1.2寸；可灸。

●快速定位 尺泽下5寸，即尺泽与太渊连线的中点上1寸。

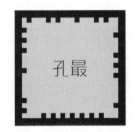

列缺 （LU7）

【定位】在前臂，腕掌侧远端横纹上1.5寸，拇短伸肌腱与拇长展肌腱之间，拇长展肌腱沟的凹陷中。

【主治】外感头痛、咳嗽、气喘、咽喉肿痛、口喝（口歪）、齿痛。

【操作】向上或向下斜刺0.3~0.8寸；可灸。

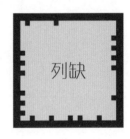

经渠 （LU8）

【定位】在前臂前区，腕掌侧远端横纹上1寸，桡骨茎突与桡动脉之间。

【主治】咳嗽、气喘、胸痛、咽喉肿痛、手腕痛。

【操作】直刺0.3~0.5寸；不灸。

●快速定位 太渊上1寸，约当腕掌侧近端横纹中。

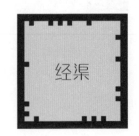

太渊 （LU9）

【定位】在腕前区，桡骨茎突与舟状骨之间，拇长展肌腱尺侧凹陷中。

【主治】感冒、咳嗽、气喘、咽喉肿痛、胸痛、无脉症、腕臂痛。

【操作】避开桡动脉，直刺0.3~0.5寸；可灸。

●快速定位　在腕掌侧远端横纹桡侧，桡动脉搏动处。

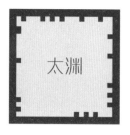

鱼际 （LU10）

【定位】在手外侧，第1掌骨桡侧中点赤白肉际处。

【主治】咳嗽、哮喘、咯血、咽喉肿痛、失音、发热。

【操作】直刺0.5~1寸；可灸。

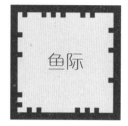

少商 （LU11）

【定位】在手指，拇指末节桡侧，指甲根角侧上方0.1寸（指寸）。

【主治】咽喉肿痛、发热、咳嗽、失音、鼻出血、昏迷、癫狂（指以情绪改变为主要症状的一类疾病）、指肿、麻木。

【操作】直刺0.1寸；或向腕平刺0.2~0.3寸，或用三棱针点刺出血；可灸。

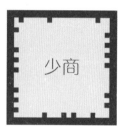

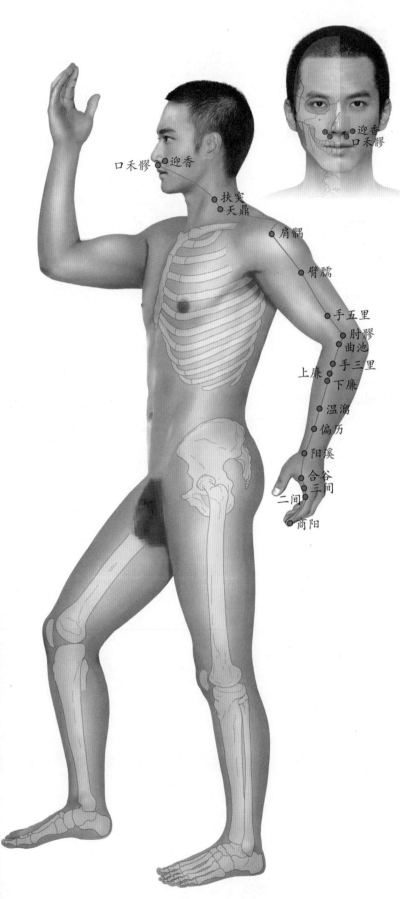

第二章

手阳明大肠经（LI.）

手阳明大肠经起于食指末端的商阳穴，沿手臂外侧经过肩头，止于脸部鼻子旁的迎香穴。本经一侧20穴，左右两侧共40穴。

大肠经主治病症: ①目赤、咽喉肿痛、齿痛、口喎（口歪）、耳鸣耳聋等头面五官疾患。②中暑、发热等热病。③腹痛、腹泻、便秘等肠胃病。④上臂部疼痛等经脉循行部位的疾患。

手阳明
大肠经

口禾髎　迎香
扶突
天鼎
肩髃
臂臑
手五里
肘髎
曲池
手三里
上廉
下廉
温溜
偏历
阳溪
合谷
三间
二间
商阳

迎香
口禾髎

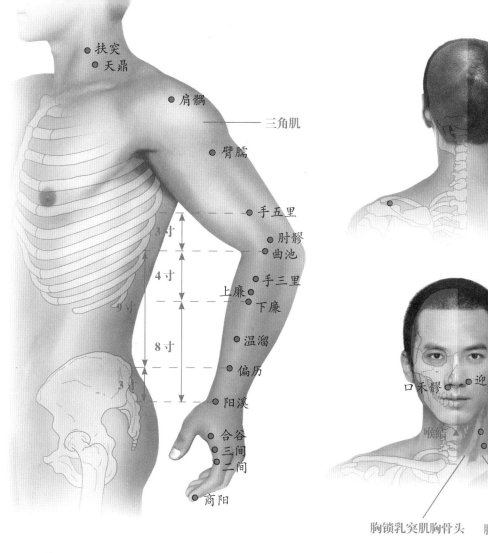

扶突
天鼎
肩髃
三角肌
臂臑
手五里
3寸
肘髎
曲池
4寸
手三里
上廉
9寸
下廉
温溜
偏历
8寸
阳溪
3寸
合谷
三间
二间
商阳

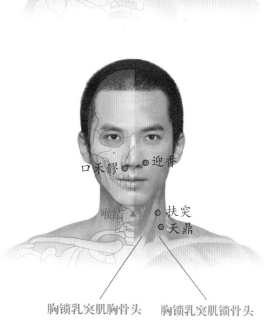

巨骨

口禾髎
迎香
喉结
扶突
天鼎

胸锁乳突肌胸骨头　胸锁乳突肌锁骨头

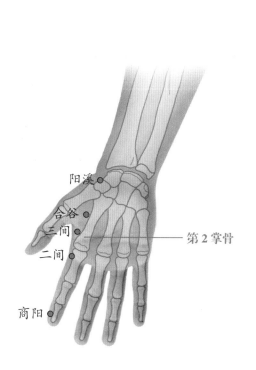

阳溪
合谷
三间
二间
第2掌骨
商阳

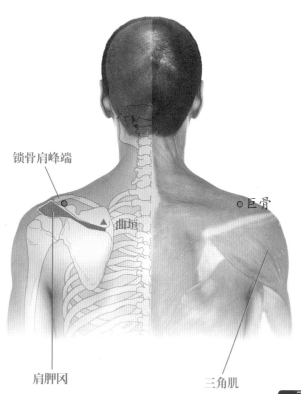

锁骨肩峰端
巨骨
曲垣
肩胛冈
三角肌

商阳 （LI1）

【定位】在手指，食指末节桡侧，指甲根角侧上方 0.1 寸（指寸）。

【主治】咽喉肿痛、齿痛、耳聋、热病、手指麻木。

【操作】浅刺 0.1 寸，或点刺出血。

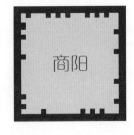

商阳

二间 （LI2）

【定位】在手指，第 2 掌指关节桡侧远端赤白肉际处。

【主治】咽喉肿痛、齿痛、目痛、鼻出血、热病。

【操作】直刺 0.2~0.4 寸；可灸。

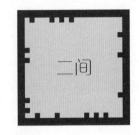

二间

三间 （LI3）

【定位】在手背，第 2 掌指关节桡侧近端凹陷处。

【主治】目痛、咽喉肿痛、齿痛、身热、手背肿痛。

【操作】直刺 0.3~0.5 寸；可灸。

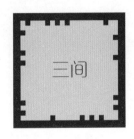

三间

合谷 （LI4）

【定位】在手背，第 2 掌骨桡侧的中点处。

【主治】头痛、齿痛、咽喉肿痛、口㖞、突发性耳聋、难产、闭经、便秘、上肢疼痛不遂。

【操作】直刺 0.5~1 寸；可灸。

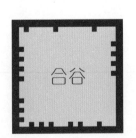

合谷

阳溪 （LI5）

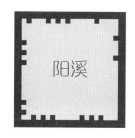

【定位】在腕区，腕背侧远端横纹桡侧，桡骨茎突远端，解剖学"鼻烟窝"凹陷中。

【主治】头痛、目赤肿痛、齿痛、咽喉肿痛、手腕痛。

【操作】直刺 0.5~0.8 寸；可灸。

●快速定位 手拇指充分外展和后伸时，手背外侧部拇长伸肌腱与拇短伸肌腱之间形成一明显的凹陷即"鼻烟窝"。

偏历 （LI6）

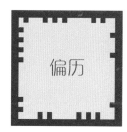

【定位】在前臂，腕背侧远端横纹上 3 寸，阳溪与曲池连线上。

【主治】目赤、耳聋、鼻出血、喉痛、水肿、手臂酸痛。

【操作】直刺 0.3~0.5 寸，斜刺 1 寸；可灸。

●快速定位 阳溪与曲池连线的下 1/4 与上 3/4 的交点处。

温溜 （LI7）

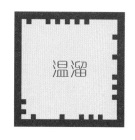

【定位】在前臂，腕背侧远端横纹上 5 寸，阳溪与曲池连线上。

【主治】头痛、面肿、咽喉肿痛、腹痛、肩背酸痛。

【操作】直刺 0.5~1 寸；可灸。

下廉 （LI8）

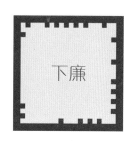

【定位】在前臂，肘横纹下 4 寸，阳溪与曲池连线上。

【主治】头痛、眩晕、目痛、腹胀、腹痛、肘臂痛。

【操作】直刺 0.5~1 寸；可灸。

●快速定位 阳溪与曲池连线的上 1/3 与下 2/3 的交点处。

上廉 （LI9）

【定位】在前臂，肘横纹下 3 寸，阳溪与曲池连线上。

【主治】手臂麻木、肩臂酸痛、半身不遂、腹痛肠鸣。

【操作】直刺 0.8~1 寸；可灸。

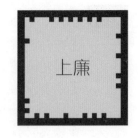

上廉

手三里 （LI10）

【定位】在前臂，肘横纹下 2 寸，阳溪与曲池连线上。

【主治】肩臂麻痛、上肢不遂、腹痛腹泻、齿痛颊肿。

【操作】直刺 0.8~1.2 寸；可灸。

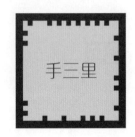

手三里

曲池 （LI11）

【定位】在肘区，尺泽与肱骨外上髁连线的中点处。

【主治】热病、咽喉肿痛、齿痛、目赤痛、头痛、眩晕、癫狂、肘臂疼痛、腹痛、青春痘。

【操作】直刺 1~1.5 寸；可灸。

●快速定位　90° 屈肘，肘横纹外侧端外凹陷中；极度屈肘，肘横纹桡侧端凹陷中。

肘髎 （LI12）

【定位】在肘区，肱骨外上髁上缘，髁上嵴的前缘。

【主治】肘臂酸痛、麻木、挛急。

【操作】直刺 0.5~1 寸；可灸。

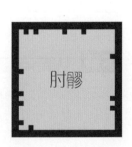

肘髎

手五里 （LI13）

【定位】在臂部，肘横纹上 3 寸处，曲池与肩髃连线上。

【主治】肘臂挛痛。

【操作】直刺 0.8~1 寸；可灸。

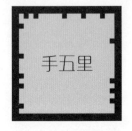

手五里

臂臑 (LI14)

【定位】在臂部，曲池上 7 寸，三角肌前缘处。

【主治】肩臂痛。

【操作】直刺或向上斜刺 0.8~1.5 寸；可灸。

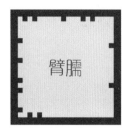

肩髃 (LI15)

【定位】在三角肌区，肩峰外侧缘前端与肱骨大结节两骨间凹陷中。

【主治】上肢不遂、肩周炎。

【操作】直刺或向下斜刺 0.8~1.5 寸；可灸。

●快速定位　屈臂外展，肩峰外侧缘前后端呈现两个凹陷，前一较深凹陷即本穴。

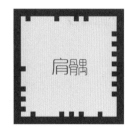

巨骨 (LI16)

【定位】在肩胛区，锁骨肩峰端与肩胛冈之间凹陷中。

【主治】肩臂挛痛不遂。

【操作】直刺 0.4~0.6 寸，不可深刺，以免刺入胸腔造成气胸；可灸。

●快速定位　冈上窝（肩胛冈上的浅窝）外端两骨间凹陷中。

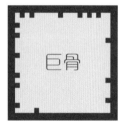

天鼎 (LI17)

【定位】在颈部，横平环状软骨，胸锁乳突肌后缘。

【主治】咽喉肿痛、失音。

【操作】直刺 0.3~0.5 寸；可灸。

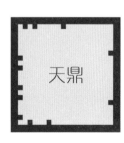

扶突 （LI18）

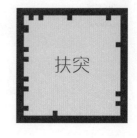

【定位】在胸锁乳突肌区，横平喉结，胸锁乳突肌前、后缘中间。

【主治】咽喉肿痛、失音、咳嗽气喘。

【操作】直刺 0.5~0.8 寸；可灸。

口禾髎 （LI19）

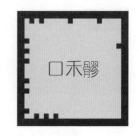

【定位】在面部，横平人中沟上 1/3 与下 2/3 交点，鼻孔外缘直下。

【主治】鼻塞、鼻出血、口喎。

【操作】直刺 0.3~0.5 寸；不宜灸。

迎香 （LI20）

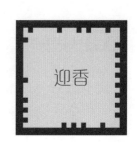

【定位】在面部，鼻翼外缘中点旁，鼻唇沟中。

【主治】鼻炎、口喎、胆道蛔虫症。

【操作】直刺或向上斜刺 0.2~0.5 寸；不宜灸。

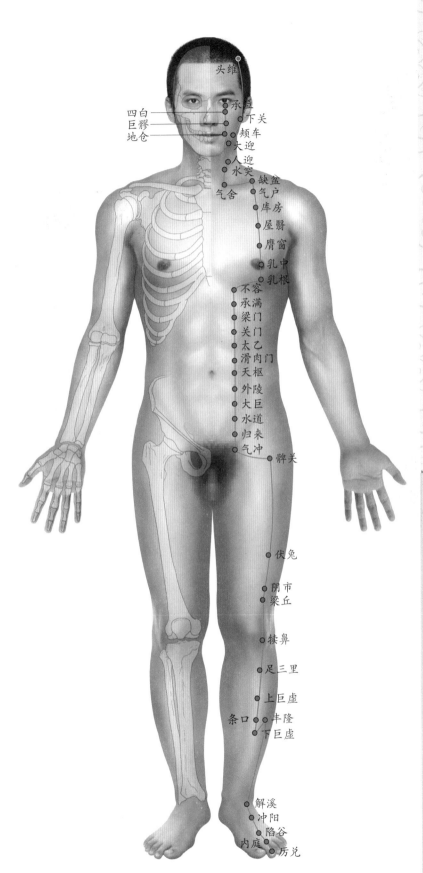

第三章

足阳明胃经（ST.）

足阳明胃经起于头部，往下经过胸部、腹部、下肢外侧前缘达到脚背。本经一侧45穴，左右两侧共90穴。

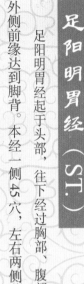

●胃经主治病症：①呕吐、腹胀、腹痛、水肿、食欲不振等肠胃疾病。②目赤、咽喉肿痛、齿痛、口歪、耳鸣耳聋等头面五官疾患。③昏厥（昏迷）、癫狂、中风等神经精神系统疾病。④咳嗽、气喘、膝关节肿痛等经脉循行部位的疾患。该经部分腧穴有强身健体的作用，常用于日常保健。

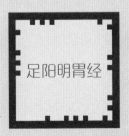

足阳明胃经

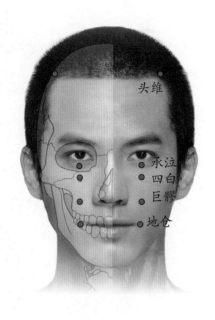

头维

承泣
四白
巨髎

地仓

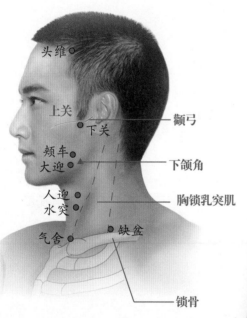

头维

上关
下关
颊车
大迎
人迎
水突
气舍
缺盆

颧弓
下颌角
胸锁乳突肌

锁骨

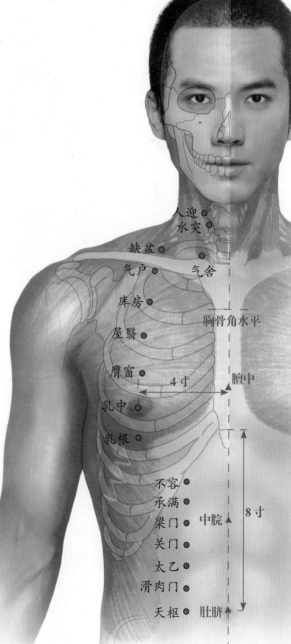

人迎
水突
缺盆
气户
气舍
库房
屋翳
胸骨角水平
膺窗
4寸
膻中
乳中
乳根

不容
承满
梁门
关门
太乙
滑肉门
天枢
中脘
肚脐
8寸

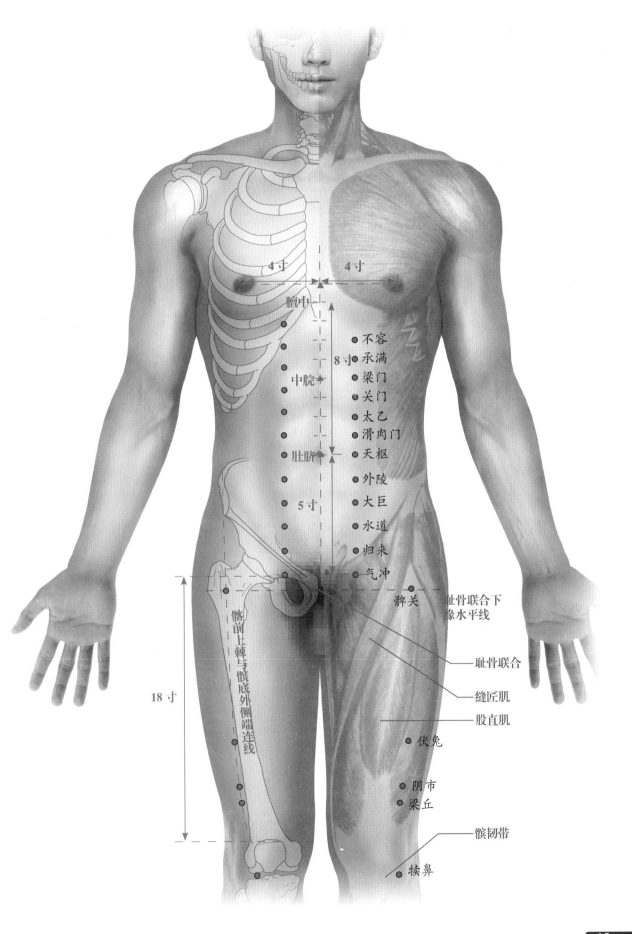

4寸　4寸

膻中

不容
承满
梁门
关门
太乙
滑肉门
天枢
外陵
大巨
水道
归来
气冲

8寸

中脘

肚脐

5寸

髀关　耻骨联合下
　　　缘水平线

耻骨联合

缝匠肌

股直肌

伏兔

阴市
梁丘

髌韧带

犊鼻

髂前上棘与髌底外侧端连线

18寸

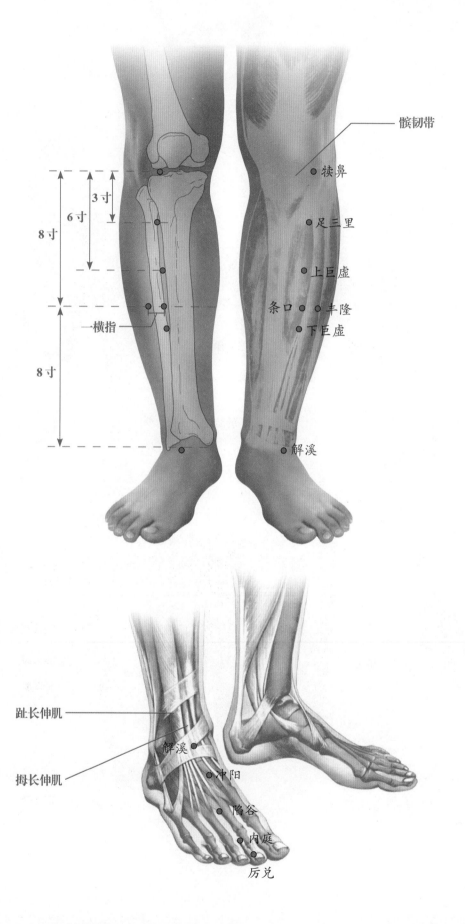

髌韧带

犊鼻

足三里

上巨虚

条口　丰隆

下巨虚

解溪

3寸

6寸

8寸

一横指

8寸

趾长伸肌

拇长伸肌

解溪

冲阳

陷谷

内庭

厉兑

承泣（ST1）

【定位】在面部，眼球与眶下缘之间，瞳孔直下。

【主治】目赤肿痛、流泪、近视、眼睑抽动、面瘫、面肌痉挛。

【操作】紧靠眶下缘直刺0.3~0.7寸；不宜灸。针刺时，应缓慢进针，不宜提插，以防刺破血管，引起眶内出血。

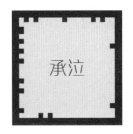

四白（ST2）

【定位】在面部，眶下孔处。

【主治】目赤肿痛、眼睑眴动（跳动）、近视、面瘫、胆道蛔虫症、头痛、眩晕。

【操作】直刺0.2~0.4寸；不宜灸。

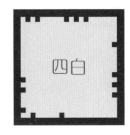

巨髎（ST3）

【定位】在面部，横平鼻翼下缘，瞳孔直下。

【主治】面痛、齿痛、眼睑眴动、面瘫。

【操作】直刺0.3~0.6寸；可灸。

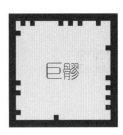

地仓（ST4）

【定位】在面部，口角旁开0.4寸（指寸）。

【主治】面瘫、面肌痉挛、眼睑眴动。

【操作】向颊车方向平刺0.5~1.5寸；可灸。

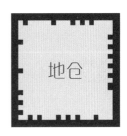

大迎 （ST5）

【定位】在面部，下颌角前方，咬肌附着部的前缘凹陷中，面动脉搏动处。

【主治】颊肿、齿痛、面瘫、口噤。

【操作】直刺 0.2~0.4 寸；可灸。

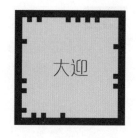

颊车 （ST6）

【定位】在面部，下颌角前上方约一横指（中指）。

【主治】面瘫、颊肿、齿痛、口噤不语、颞下颌关节炎。

【操作】直刺 0.3~0.5 寸，或向地仓斜刺 1~1.5 寸；可灸。

●快速定位　沿下颌角角平分线上一横指，闭口咬紧牙时咬肌隆起，放松时按之有凹陷处。

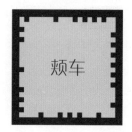

下关 （ST7）

【定位】在面部，颧弓下缘中央与下颌切迹之间凹陷中。

【主治】耳鸣、耳聋、齿痛、面瘫、颞下颌关节炎。

【操作】直刺 0.5~1.2 寸；可灸。

●快速定位　闭口，上关直下，颧弓下缘凹陷中。

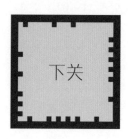

头维 （ST8）

【定位】在头部，额角发际直上 0.5 寸，头正中线旁开 4.5 寸。

【主治】头痛、眩晕、目痛、眼睑瞤动、老年痴呆。

【操作】向后平刺 0.5~1 寸；不宜灸。

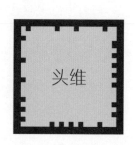

人迎 (ST9)

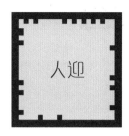

【定位】在颈部，横平喉结，胸锁乳突肌前缘，颈总动脉搏动处。

【主治】咽喉肿痛、胸满喘息、头痛、眩晕、调节血压。

【操作】避开颈总动脉直刺 0.2~0.4 寸；不宜灸。

●快速定位　取一侧穴，令头转向对侧以显露胸锁乳突肌，抗阻力转动时肌肉显露更明显。

水突 (ST10)

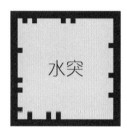

【定位】在颈部，横平环状软骨，胸锁乳突肌前缘。

【主治】咳嗽、气喘、咽喉肿痛。

【操作】直刺 0.3~0.5 寸；可灸。

气舍 (ST11)

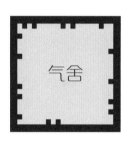

【定位】在胸锁乳突肌区，锁骨上小窝，锁骨胸骨端上缘，胸锁乳突肌胸骨头与锁骨头中间的凹陷中。

【主治】咳嗽、气喘、呃逆（胃气冲逆而上、呃呃有声）、咽喉肿痛、颈项强痛（僵硬疼痛）。

【操作】直刺 0.3~0.5 寸；可灸。

缺盆 (ST12)

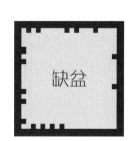

【定位】在颈外侧区，锁骨上大窝，锁骨上缘凹陷中，前正中线旁开 4 寸。

【主治】咳嗽、气喘、咽喉肿痛、颈肿。

【操作】直刺 0.3~0.5 寸；可灸。

气户（ST13）

【定位】在胸部，锁骨下缘，前正中线旁开4寸。

【主治】咳嗽、气喘、呃逆、胸胁胀满。

【操作】沿肋间隙向外斜刺0.5~0.8寸；可灸。

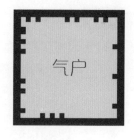

库房（ST14）

【定位】在胸部，第1肋间隙，前正中线旁开4寸。

【主治】咳嗽、气喘、呃逆、胸胁胀满。

【操作】沿肋间隙向外斜刺0.5~0.8寸；可灸。

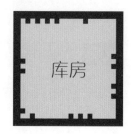

屋翳（ST15）

【定位】在胸部，第2肋间隙，前正中线旁开4寸。

【主治】咳嗽、气喘、呃逆、胸胁胀满、乳腺炎。

【操作】沿肋间隙向外斜刺0.5~0.8寸；可灸。

●快速定位　先于胸骨角水平确定第2肋，其下为第2肋间隙；男性可以乳头定第4肋间隙，再向上2肋为第2肋间隙。

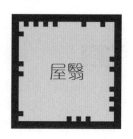

膺窗（ST16）

【定位】在胸部，第3肋间隙，前正中线旁开4寸。

【主治】咳嗽、气喘、呃逆、胸胁胀满、乳腺炎。

【操作】沿肋间隙向外斜刺0.5~0.8寸；可灸。

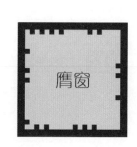

乳中 (ST17)

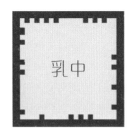

【定位】在胸部，乳头中央。

【主治】只作为定位标志，不宜施针法、灸法。

【操作】本穴不针不灸，只作胸腹部腧穴定位标志。《针灸甲乙经》说："禁不可针灸，灸刺之，不幸生蚀疮，疮中有脓血清汁者可治，疮中有息肉若蚀疮者死。"

乳根 (ST18)

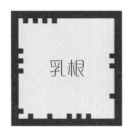

【定位】在胸部，第5肋间隙，前正中线旁开4寸。

【主治】咳嗽、气喘、胸闷、胸痛、乳腺炎、乳汁少。

【操作】沿肋间隙向外斜刺0.5~0.8寸，直刺0.4寸；可灸。

●快速定位　男性在乳头下1肋，即乳中线与第5肋间隙的相交处。女性在乳房根部弧线中点处。

不容 (ST19)

【定位】在上腹部，脐中上6寸，前正中线旁开2寸。

【主治】呕吐、胃痛、腹胀、食欲不振。

【操作】直刺0.5~0.8寸；可灸。

承满 (ST20)

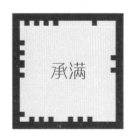

【定位】在上腹部，脐中上5寸，前正中线旁开2寸。

【主治】呕吐、胃痛、腹胀、食欲不振、吐血。

【操作】直刺0.5~0.8寸；可灸。

梁门 （ST21）

【定位】在上腹部，脐中上4寸，前正中线旁开2寸。

【主治】胃痛、呕吐、腹胀、食欲不振、泄泻。

【操作】直刺0.5~0.8寸；可灸。

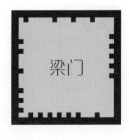

关门 （ST22）

【定位】在上腹部，脐中上3寸，前正中线旁开2寸。

【主治】腹痛、腹胀、肠鸣、泄泻、水肿。

【操作】直刺0.5~0.8寸；可灸。

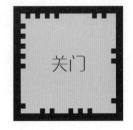

太乙 （ST23）

【定位】在上腹部，脐中上2寸，前正中线旁开2寸。

【主治】胃痛、癫狂、心烦。

【操作】直刺0.5~0.8寸；可灸。

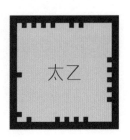

滑肉门 （ST24）

【定位】在上腹部，脐中上1寸，前正中线旁开2寸。

【主治】胃痛、呕吐、癫狂。

【操作】直刺0.8~1.2寸；可灸。

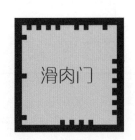

天枢 （ST25）

【定位】在腹部，横平脐中，前正中线旁开2寸。

【主治】腹胀肠鸣、绕脐腹痛、便秘、泄泻、月经不调、痛经、减肥。

【操作】直刺0.8~1.2寸；可灸。

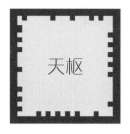

外陵 （ST26）

【定位】在下腹部，脐中下1寸，前正中线旁开2寸。

【主治】腹痛、痛经、疝气。

【操作】直刺1~1.5寸；可灸。

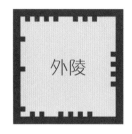

大巨 （ST27）

【定位】在下腹部，脐中下2寸，前正中线旁开2寸。

【主治】小腹胀、小便不利、疝气、遗精、早泄。

【操作】直刺0.8~1.2寸；可灸。

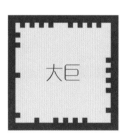

水道 （ST28）

【定位】在下腹部，脐中下3寸，前正中线旁开2寸。

【主治】水肿、小便不利、小腹胀满、痛经、不孕、疝气。

【操作】直刺0.8~1.2寸；可灸。

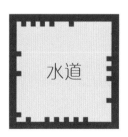

归来 （ST29）

【定位】在下腹部，脐中下4寸，前正中线旁开2寸。

【主治】腹痛、疝气、闭经、月经不调、带下。

【操作】直刺0.8~1.2寸；可灸。

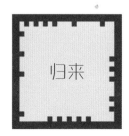

气冲（ST30）

【定位】在腹股沟区，耻骨联合上缘，前正中线旁开 2 寸，动脉搏动处。

【主治】腹痛、阳痿、疝气、月经不调、不孕。

【操作】直刺 0.8~1.2 寸。

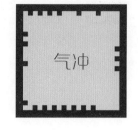

髀关（ST31）

【定位】在股前区，股直肌近端、缝匠肌与阔筋膜张肌 3 条肌肉之间凹陷中。

【主治】下肢痿痹（无力、麻木、疼痛、活动不利）、腰膝冷痛、腹痛。

【操作】直刺 0.8~1.2 寸；可灸。

●快速定位　约相当于髂前上棘、髌底外侧端连线与耻骨联合下缘水平线的交点处。

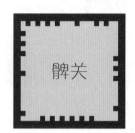

伏兔（ST32）

【定位】在股前区，髌底上 6 寸，髂前上棘与髌底外侧端的连线上。

【主治】下肢痿痹、腰膝冷痛、疝气、股外侧皮神经炎。

【操作】直刺 1~2 寸；可灸。

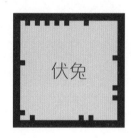

阴市（ST33）

【定位】在股前区，髌底上 3 寸，股直肌肌腱外侧缘。

【主治】腹胀、腹痛、腿膝冷痛及屈伸不利。

【操作】直刺 1~1.5 寸；可灸。

●快速定位　伏兔与髌底外侧端连线中点。

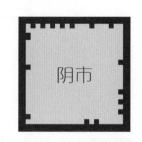

梁丘（ST34）

【定位】在股前区，髌底上2寸，股外侧肌与股直肌肌腱之间。

【主治】急性胃痛、乳腺炎、膝关节肿痛、下肢不遂。

【操作】直刺1~1.5寸；可灸。

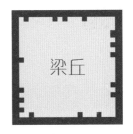

犊鼻（ST35）

【定位】在膝前区，髌韧带外侧凹陷中。

【主治】膝肿痛。

【操作】向后内斜刺0.8~1.5寸；可灸。

●快速定位　屈膝45°，髌骨外下方的凹陷中。

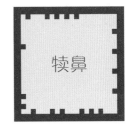

足三里（ST36）

【定位】在小腿前外侧，犊鼻下3寸，犊鼻与解溪连线上。

【主治】胃痛、呕吐、打嗝、腹胀腹痛、肠鸣、消化不良、泄泻、便秘、胃下垂、体虚、咳嗽气喘、心悸气短、头晕、失眠、癫狂、膝痛、下肢痿痹、水肿。

【操作】直刺1~2寸；可灸。

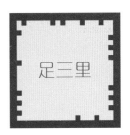

上巨虚（ST37）

【定位】在小腿外侧，犊鼻下6寸，犊鼻与解溪连线上。

【主治】腹胀、腹痛、泄泻、便秘、下肢痿痹。

【操作】直刺1~1.5寸；可灸。

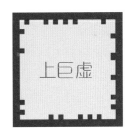

条口 （ST38）

【定位】在小腿外侧，犊鼻下 8 寸，犊鼻与解溪连线上。

【主治】下肢痿痹、下肢浮肿、肩臂痛。

【操作】直刺 1~1.5 寸；可灸。

●快速定位　约当犊鼻与解溪连线中点。

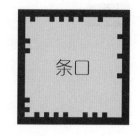

下巨虚 （ST39）

【定位】在小腿外侧，犊鼻下 9 寸，犊鼻与解溪连线上。

【主治】小腹痛、泄泻、乳腺炎、下肢痿痹。

【操作】直刺 1~1.5 寸；可灸。

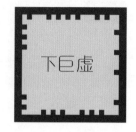

丰隆 （ST40）

【定位】在小腿外侧，外踝尖上 8 寸，胫骨前缘的外侧。

【主治】咳嗽、气喘、哮喘、头痛、眩晕、癫狂、下肢痿痹。

【操作】直刺 1~1.5 寸；可灸。

●快速定位　犊鼻与解溪连线中点。条口外侧一横指处。

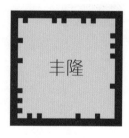

解溪 （ST41）

【定位】在踝部，踝关节前面中央凹陷中，当拇长伸肌腱与趾长伸肌腱之间。

【主治】头痛、眩晕、癫狂、腹胀、便秘、下肢痿痹、足踝肿痛。

【操作】直刺 0.5~1 寸；可灸。

●快速定位　令足趾上跷，显现足背部两肌腱，穴在两腱之间，相当于内、外踝尖连线的中点处。

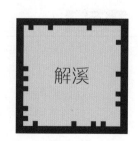

冲阳 （ST42）

【定位】在足背，第2跖骨基底部与中间楔状骨关节处，可触及足背动脉。

【主治】胃痛、腹胀、面瘫、足背肿痛无力。

【操作】避开动脉，直刺0.3~0.5寸；可灸。

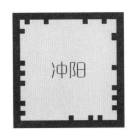

陷谷 （ST43）

【定位】在足背，当第2、3跖骨间，第2跖趾关节近端凹陷中。

【主治】目赤肿痛、面部浮肿、足背肿痛。

【操作】直刺0.3~0.5寸；可灸。

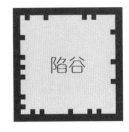

内庭 （ST44）

【定位】在足背，第2、3趾间，趾蹼缘后方赤白肉际处。

【主治】齿痛、咽喉肿痛、面瘫、热病、腹痛、腹胀、便秘、足背肿痛。

【操作】直刺0.3~0.5寸；可灸。

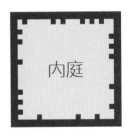

厉兑 （ST45）

【定位】在足趾，第2趾末节外侧，趾甲根角侧后方0.1寸（指寸）。

【主治】齿痛、咽喉肿痛、面瘫、热病、癫狂、鼻出血、足背肿痛。

【操作】浅刺0.1寸。

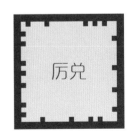

第四章

足太阴脾经（SP.）

足太阴脾经起于脚拇趾内侧隐白穴，经过腿部内侧，止于胸部的大包穴。本经一侧21穴，左右两侧共42穴。

脾经主治病症：①腹胀、腹痛、泄泻、便秘等消化系统疾病。②咳喘、胸胁胀痛、腰腿痛等经脉循行部位的疾患。

本经腧穴还可治疗月经不调、痛经、带下、崩漏、不孕等妇科疾病。

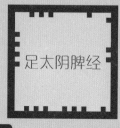

足太阴脾经

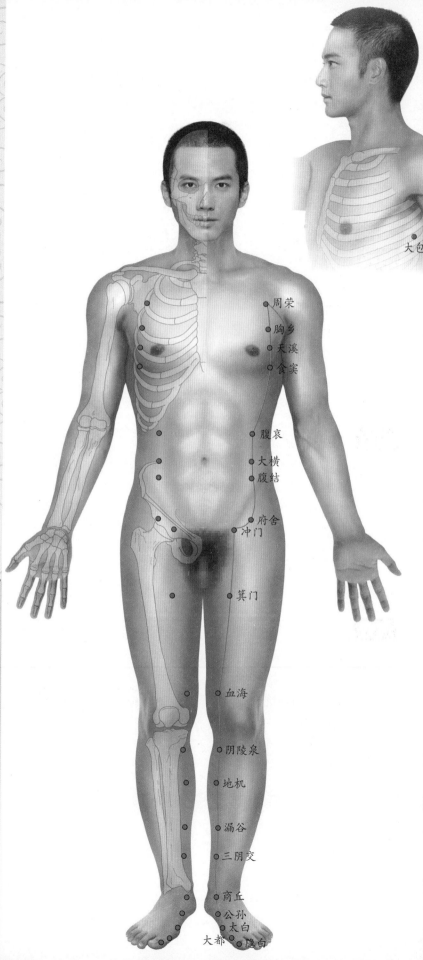

大包

周荣
胸乡
天溪
食窦

腹哀
大横
腹结

府舍
冲门

箕门

血海

阴陵泉

地机

漏谷

三阴交

商丘
公孙
太白
大都　隐白

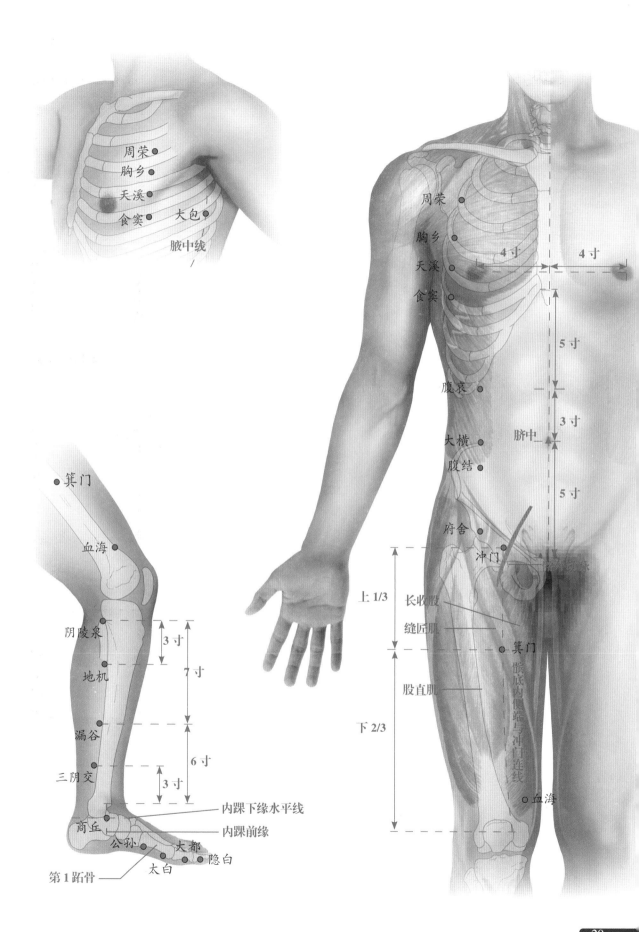

周荣
胸乡
天溪
食窦
大包

腋中线

周荣
胸乡
天溪
食窦

4寸 4寸

腹哀

5寸

大横
脐中 3寸
腹结

5寸

箕门

血海

阴陵泉 3寸
7寸
地机

漏谷 6寸

三阴交 3寸

内踝下缘水平线
内踝前缘

商丘
公孙 大都
太白 隐白
第1跖骨

府舍
冲门

长收肌
缝匠肌
箕门

髂底内侧端与冲门连线

上1/3

下2/3

股直肌

血海

隐白 （SP1）

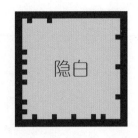

【定位】在足趾，大趾末节内侧，趾甲根角侧后方0.1寸（指寸）。

【主治】崩漏（突然阴道大量出血或持续淋漓不断地出血）、月经过多、尿血、便血、腹胀、多梦。

【操作】浅刺0.1寸，或用三棱针点刺出血；可灸。

大都 （SP2）

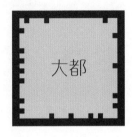

【定位】在足趾，第1跖趾关节远端赤白肉际凹陷中。

【主治】腹胀、胃痛、泄泻、便秘、热病无汗。

【操作】直刺0.3~0.5寸；可灸。

太白 （SP3）

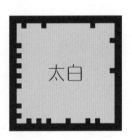

【定位】在跖区，第1跖趾关节近端赤白肉际凹陷中。

【主治】胃痛、腹胀、腹痛、泄泻、便秘、纳呆（食欲不振）、脚趾关节痛。

【操作】直刺0.8~1寸；可灸。

公孙 （SP4）

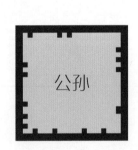

【定位】在跖区，第1跖骨底的前下缘赤白肉际处。

【主治】胃痛、呕吐、腹胀、腹痛、泄泻、便秘、心痛、胸闷。

【操作】直刺0.5~1寸；可灸。

● 快速定位 沿太白向后推至一凹陷，即为本穴。

商丘 （SP5）

【定位】在踝区，内踝前下方，舟骨粗隆与内踝尖连线中点凹陷中。

【主治】腹胀、泄泻、便秘、足踝肿痛、舌头强痛（僵硬疼痛）。

【操作】直刺 0.5~0.8 寸；可灸。

●快速定位　内踝前缘垂线与内踝下缘横线的交点处。

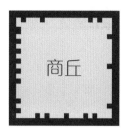

三阴交 （SP6）

【定位】在小腿内侧，内踝尖上 3 寸，胫骨内侧缘后际。

【主治】月经不调、带下、难产、疝气、小便不利、遗尿、水肿、腹胀、泄泻、便秘、失眠、眩晕、下肢痿痹。

【操作】直刺 1~1.5 寸；可灸。孕妇不宜针。

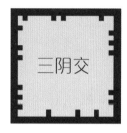

漏谷 （SP7）

【定位】在小腿内侧，内踝尖上 6 寸，胫骨内侧缘后际。

【主治】腹胀、肠鸣、小便不利、遗精、下肢痿痹。

【操作】直刺 1~1.5 寸；可灸。

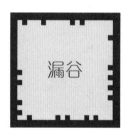

地机 （SP8）

【定位】在小腿内侧，阴陵泉下 3 寸，胫骨内侧缘后际。

【主治】腹胀痛、泄泻、水肿、小便不利、月经不调、痛经、遗精、腰痛、下肢痿痹。

【操作】直刺 1~1.5 寸；可灸。

阴陵泉 （SP9）

【定位】在小腿内侧，胫骨内侧髁下缘与胫骨内侧缘之间的凹陷中。

【主治】腹胀、水肿、黄疸、泄泻、小便不利或失禁、遗精、带下、膝痛。

【操作】直刺 1~2 寸；可灸。

●快速定位　用拇指沿胫骨内缘由下往上推，至拇指抵膝关节下时，胫骨向内上弯曲的凹陷中即是本穴。

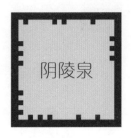

血海 （SP10）

【定位】在股前区，髌底内侧端上 2 寸，股内侧肌隆起处。

【主治】月经不调、经闭、崩漏、湿疹、瘾疹。

【操作】直刺 1~1.2 寸；可灸。

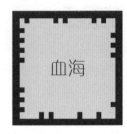

箕门 （SP11）

【定位】在股前区，髌底内侧端与冲门的连线上 1/3 与下 2/3 交点，长收肌和缝匠肌交角的动脉搏动处。

【主治】小便不通、遗尿、腹股沟肿痛。

【操作】直刺 0.5~1 寸；不宜灸。针刺时必须避开动脉。

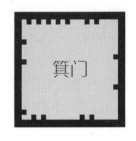

冲门 （SP12）

【定位】在腹股沟区，腹股沟斜纹中，髂外动脉搏动处的外侧。

【主治】腹痛、崩漏、带下、疝气。

【操作】直刺 0.5~1 寸；可灸。

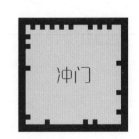

府舍 （SP13）

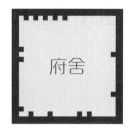

【定位】在下腹部，脐中下 4.3 寸，前正中线旁开 4 寸。

【主治】腹痛、积聚（腹内结块或胀或痛）、疝气。

【操作】直刺 0.8~1.2 寸；可灸。

腹结 （SP14）

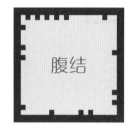

【定位】在下腹部，脐中下 1.3 寸，前正中线旁开 4 寸。

【主治】腹痛、便秘、泄泻、疝气。

【操作】直刺 1~1.5 寸；可灸。

大横 （SP15）

【定位】在腹部，脐中旁开 4 寸。

【主治】腹痛、便秘、泄泻。

【操作】直刺 1~1.5 寸；可灸。

腹哀 （SP16）

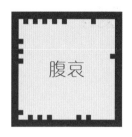

【定位】在上腹部，脐中上 3 寸，前正中线旁开 4 寸。

【主治】腹痛、便秘、泄泻、消化不良。

【操作】直刺 1~1.5 寸；可灸。

食窦 （SP17）

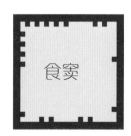

【定位】在胸部，第 5 肋间隙，前正中线旁开 6 寸。

【主治】腹胀、食入即吐、水肿、胸胁胀痛。

【操作】斜刺或向外平刺 0.5~0.9 寸；可灸。本经自食窦至大包诸穴，内有肺脏均不可深刺。

天溪 （SP18）

【定位】在胸部，第4肋间隙，前正中线旁开6寸。

【主治】胸胁胀痛、咳嗽、乳腺炎、乳汁少。

【操作】斜刺或向外平刺0.5~0.8寸；可灸。

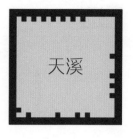

胸乡 （SP19）

【定位】在胸部，第3肋间隙，前正中线旁开6寸。

【主治】胸胁胀痛。

【操作】斜刺或向外平刺0.5~0.8寸；可灸。

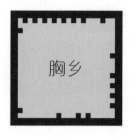

周荣 （SP20）

【定位】在胸部，第2肋间隙，前正中线旁开6寸。

【主治】咳喘、不思饮食、胸胁胀满疼痛。

【操作】斜刺或向外平刺0.5~0.8寸；可灸。

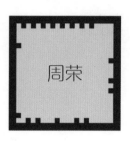

大包 （SP21）

【定位】在胸外侧区，第6肋间隙，在腋中线上。

【主治】咳喘、胸胁胀痛、全身疼痛、四肢无力。

【操作】斜刺或向后平刺0.5~0.8寸；可灸。

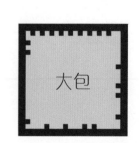

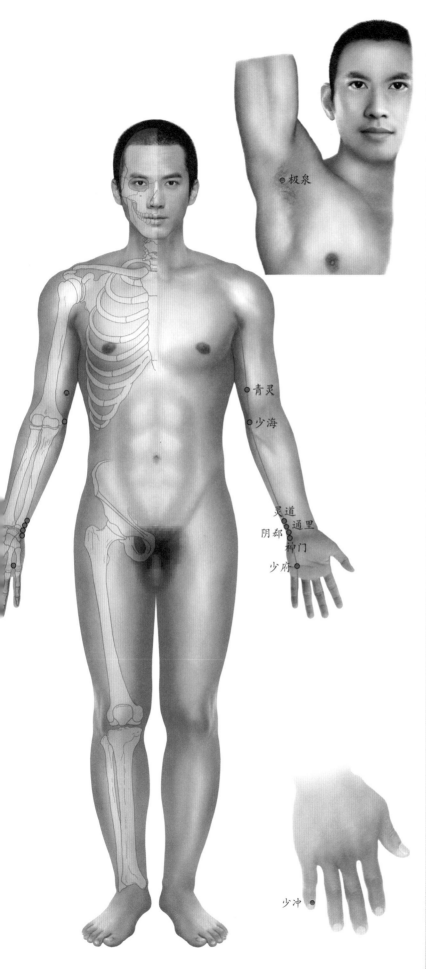

极泉

青灵

少海

灵道
通里
阴郄
神门
少府

少冲

第五章

手少阴心经（HT.）

手少阴心经起于腋窝中央的极泉穴，沿手臂内侧走到手小指内侧的少冲穴。本经一侧9穴，左右两侧共18穴，11穴分布在腋窝部，8穴分布在上肢掌侧面的尺侧。

●心经主治病症：①心烦、胸闷、心悸、心痛等心胸疾病。②前臂痛、肘部痛等经脉循行经过部位的疾患。

手少阴心经

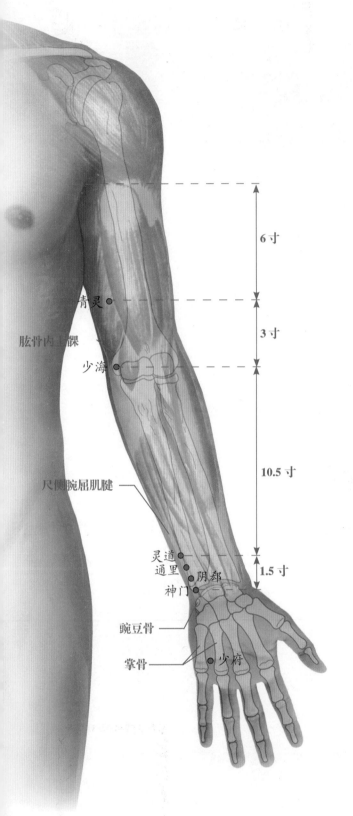

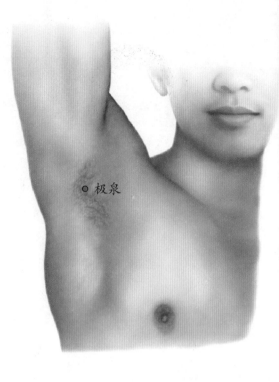

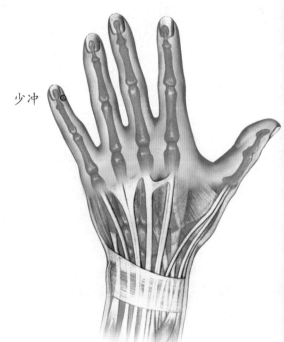

青灵

肱骨内上髁

少海

尺侧腕屈肌腱

灵道
通里　阴郄
神门

豌豆骨

掌骨　少府

极泉

少冲

6寸

3寸

10.5寸

1.5寸

极泉 （HT1）

【定位】在腋区，腋窝中央，腋动脉搏动处。

【主治】心痛、心悸、胁肋疼痛、肩臂疼痛、上肢不遂。

【操作】避开腋动脉，直刺或斜刺 0.5~1 寸；不灸。

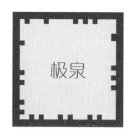

青灵 （HT2）

【定位】在臂前区，肘横纹上 3 寸，肱二头肌的内侧沟中。

【主治】头痛、胁痛、肩臂疼痛。

【操作】直刺 0.5~1 寸；可灸。

● 快速定位 屈肘举臂，在极泉与少海连线的上 2/3 与下 1/3 交点处。

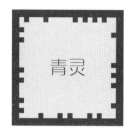

少海 （HT3）

【定位】在肘前区，横平肘横纹，肱骨内上髁前缘。

【主治】心痛、肘臂挛痛麻木、胸胁痛。

【操作】直刺 0.5~1 寸；可灸。

● 快速定位 屈肘，在肘横纹内侧端与肱骨内上髁连线的中点处。

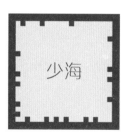

灵道 （HT4）

【定位】在前臂前区，腕掌侧远端横纹上 1.5 寸，尺侧腕屈肌腱的桡侧缘。

【主治】心痛、心悸、暴喑（突然失音）、肘臂挛痛、手指麻木。

【操作】直刺 0.2~0.5 寸；可灸。

● 快速定位 神门上 1.5 寸，横平尺骨头上缘。

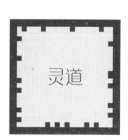

通里 （HT5）

【定位】在前臂前区，腕掌侧远端横纹上 1 寸，尺侧腕屈肌腱的桡侧缘。

【主治】暴喑、舌强不语、心悸怔忡、腕臂痛。

【操作】直刺 0.2~0.5 寸；可灸。

●快速定位　此穴横平尺骨头中部。

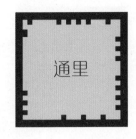

阴郄 （HT6）

【定位】在前臂前区，腕掌侧远端横纹上 0.5 寸，尺侧腕屈肌腱的桡侧缘。

【主治】心痛、惊悸、暴喑。

【操作】直刺 0.2~0.5 寸；可灸。

●快速定位　此穴横平尺骨头下缘。

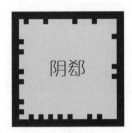

神门 （HT7）

【定位】在腕前区，腕掌侧远端横纹尺侧端，尺侧腕屈肌腱的桡侧缘。

【主治】失眠、健忘、痴呆、心痛、心悸。

【操作】直刺 0.2~0.5 寸；可灸。

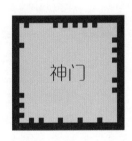

少府 （HT8）

【定位】在手掌，横平第 5 掌指关节近端，第 4、5 掌骨之间。

【主治】心悸、胸痛、小便不利、遗尿、小指挛痛。

【操作】直刺 0.3~0.5 寸。

●快速定位　第 4、5 掌骨之间，握拳时，小指尖所指处。

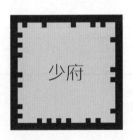

少冲 （HT9）

【定位】在手指，小指末节桡侧，指甲根角侧上方 0.1 寸（指寸）。

【主治】心悸、心痛、癫狂、昏迷、热病、胸胁痛。

【操作】浅刺 0.1 寸，或点刺出血；可灸。

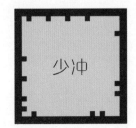

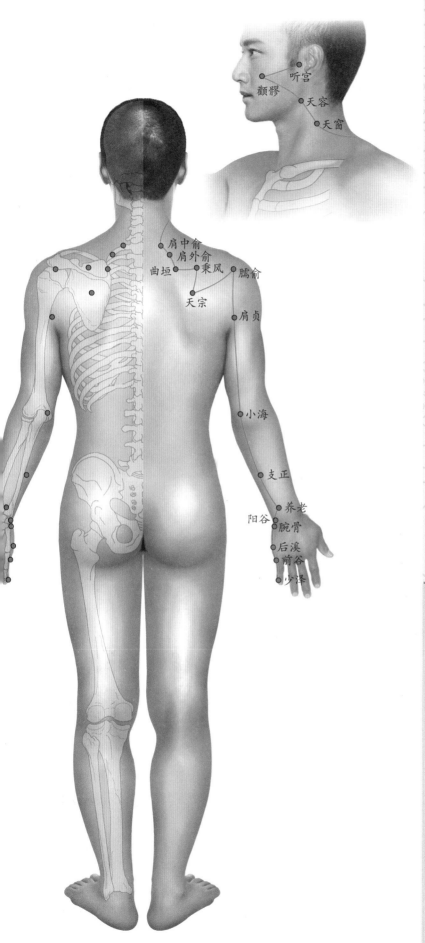

第六章

手太阳小肠经（SI.）

手太阳小肠经起于手小指少泽穴，从手臂外侧到颈部，止于耳朵的听宫穴。本经一侧19穴，左右两侧共38穴。

听宫
颧髎
天容
天窗

肩中俞
肩外俞
曲垣
秉风
臑俞
天宗
肩贞

小海

支正

养老
阳谷
腕骨
后溪
前谷
少泽

●小肠经主治病症：①头痛、目翳（眼内生遮蔽视线的目障）、咽喉肿痛、耳鸣耳聋、口㖞等头面五官疾病。②热病以及癫狂等精神疾病。③腕臂痛、头项强痛、腰背痛等经脉循行部位的疾患。

手太阳
小肠经

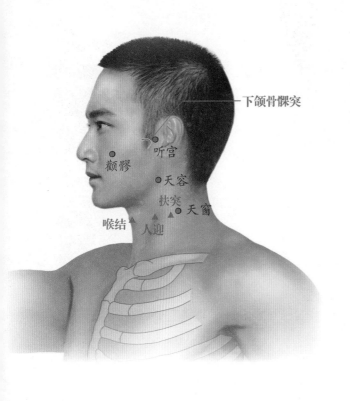

下颌骨髁突
听宫
颧髎
天容
扶突
天窗
喉结
人迎

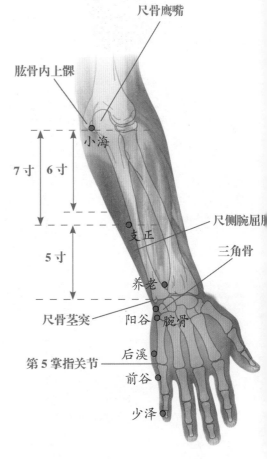

尺骨鹰嘴
肱骨内上髁
小海
7寸
6寸
支正
尺侧腕屈肌
三角骨
5寸
养老
尺骨茎突
阳谷
腕骨
第5掌指关节
后溪
前谷
少泽

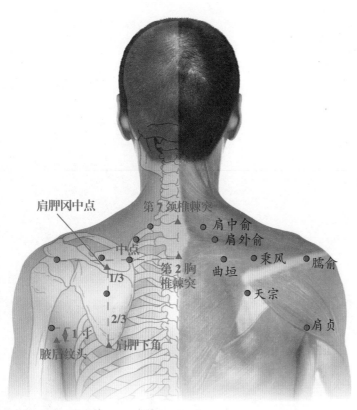

肩胛冈中点
第7颈椎棘突
肩中俞
肩外俞
中点
秉风
臑俞
1/3
曲垣
第2胸椎棘突
天宗
2/3
肩贞
腋后纹头
1寸
肩胛下角

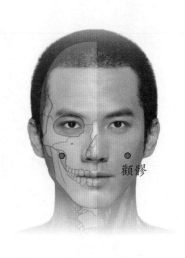

颧髎

少泽 （SI1）

【定位】在手指，小指末节尺侧，指甲根角侧上方 0.1 寸（指寸）。

【主治】头痛、昏迷、热病、咽喉肿痛、耳聋耳鸣、乳汁少、乳腺炎。

【操作】斜刺 0.1 寸；或点刺出血；可灸。

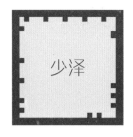

前谷 （SI2）

【定位】在手指，第 5 掌指关节尺侧远端赤白肉际凹陷中。

【主治】头痛、耳鸣、咽喉肿痛、热病、乳少。

【操作】直刺 0.2~0.3 寸；可灸。

●快速定位　半握拳，第 5 掌指横纹尺侧端。

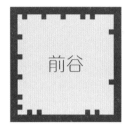

后溪 （SI3）

【定位】在手内侧，第 5 掌指关节尺侧近端赤白肉际凹陷中。

【主治】头项强痛、眩晕、腰背痛、耳聋、咽喉肿痛、急性腰扭伤、手指及肘臂挛痛。

【操作】直刺 0.5~1 寸；可灸。

●快速定位　半握拳，手掌远侧横纹头（尺侧）赤白肉际处。

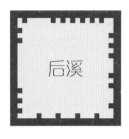

腕骨 （SI4）

【定位】在腕区，第 5 掌骨底与三角骨之间的赤白肉际凹陷中。

【主治】头项强痛、耳鸣、热病、指挛腕痛。

【操作】直刺 0.3~0.5 寸；可灸。

●快速定位　由后溪向上沿掌骨直推至一突起骨，于两骨之间取穴。

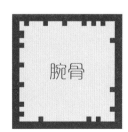

阳谷 (SI5)

【定位】在腕后区，尺骨茎突与三角骨之间的凹陷中。

【主治】头痛、目眩、耳鸣耳聋、热病、癫狂、腕臂痛。

【操作】直刺或斜刺 0.5~0.8 寸；可灸。

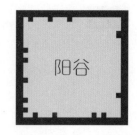

养老 (SI6)

【定位】在前臂后区，腕背横纹上 1 寸，尺骨头桡侧凹陷中。

【主治】头痛、面痛、急性腰痛、项强（颈项僵硬疼痛）、肘腕部痛。

【操作】直刺或斜刺 0.5~0.8 寸；可灸。

●快速定位　掌心向下，用一手指按在尺骨头的最高点上，然后手掌旋后，在手指滑入的骨缝中。

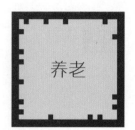

支正 (SI7)

【定位】在前臂后区，腕背侧远端横纹上 5 寸，尺骨尺侧与尺侧腕屈肌之间。

【主治】头痛、目眩、热病、癫狂、项强、肘臂疼痛。

【操作】直刺 0.3~0.8 寸；可灸。

●快速定位　阳谷与小海连线的中点下 1 寸。

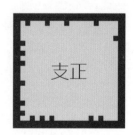

小海 (SI8)

【定位】在肘后区，尺骨鹰嘴与肱骨内上髁之间凹陷中。

【主治】肘臂疼痛、癫狂。

【操作】直刺 0.3~0.5 寸；可灸。

●快速定位　微曲肘，在尺神经沟中，用手指弹敲此处时有触电麻感直达小指。

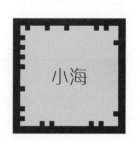

肩贞 (SI9)

【定位】在肩胛区，肩关节后下方，腋后纹头直上 1 寸。

【主治】肩背疼痛、手臂麻痛。

【操作】直刺 1~1.5 寸；可灸。

●快速定位　腋后纹头直上 1 寸，三角肌后缘。

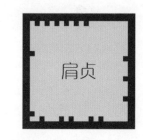

臑俞（SI10）

【定位】在肩胛区，腋后纹头直上，肩胛冈下缘凹陷中。

【主治】肩臂疼痛。

【操作】直刺 0.8~1.2 寸；可灸。

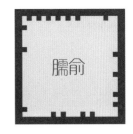

天宗（SI11）

【定位】在肩胛区，肩胛冈中点与肩胛下角连线上 1/3 与下 2/3 交点凹陷中。

【主治】肩胛疼痛、乳腺炎、气喘。

【操作】直刺或斜刺 0.5~1 寸；可灸。

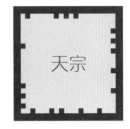

秉风（SI12）

【定位】在肩胛区，肩胛冈中点上方冈上窝中。

【主治】颈项及肩胛疼痛、手臂酸麻。

【操作】直刺 0.5~1 寸；可灸。

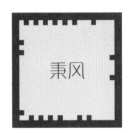

曲垣（SI13）

【定位】在肩胛区，肩胛冈内侧端上缘凹陷中。

【主治】肩胛背项疼痛。

【操作】直刺 0.3~0.5 寸；可灸。

●快速定位　臑俞与第 2 胸椎棘突连线的中点。

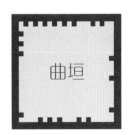

肩外俞（SI14）

【定位】在脊柱区，第 1 胸椎棘突下，后正中线旁开 3 寸。

【主治】肩背疼痛、颈项强急。

【操作】斜刺 0.5~0.8 寸；可灸。

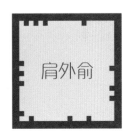

肩中俞 （SI15）

【定位】在脊柱区，第7颈椎棘突下，后正中线旁开2寸。

【主治】肩背疼痛、咳嗽、气喘、目视不明。

【操作】斜刺0.5~0.8寸；可灸。

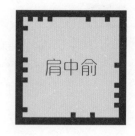

天窗 （SI16）

【定位】在颈部，横平喉结，胸锁乳突肌的后缘。

【主治】咽喉肿痛、暴喑、耳鸣耳聋、颈项强痛。

【操作】直刺0.3~0.5寸；可灸。

●快速定位　取一侧穴，令病人头转向对侧以显露胸锁乳突肌，抗阻力转动时，则肌肉显露更明显。

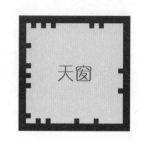

天容 （SI17）

【定位】在颈部，下颌角后方，胸锁乳突肌的前缘凹陷中。

【主治】咽喉肿痛、暴喑、耳鸣耳聋、颈项强痛。

【操作】直刺0.5~1寸；可灸。

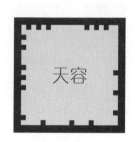

颧髎 （SI18）

【定位】在面部，颧骨下缘，目外眦直下凹陷中。

【主治】口㖞、眼睑瞤动、齿痛、颊肿。

【操作】直刺0.3~0.5寸，或斜刺0.5~1寸；可灸。

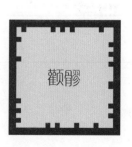

听宫 （SI19）

【定位】在面部，耳屏正中与下颌骨髁突之间的凹陷中。

【主治】耳鸣耳聋、癫狂。

【操作】张口，直刺0.5~1寸；可灸。

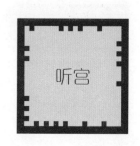

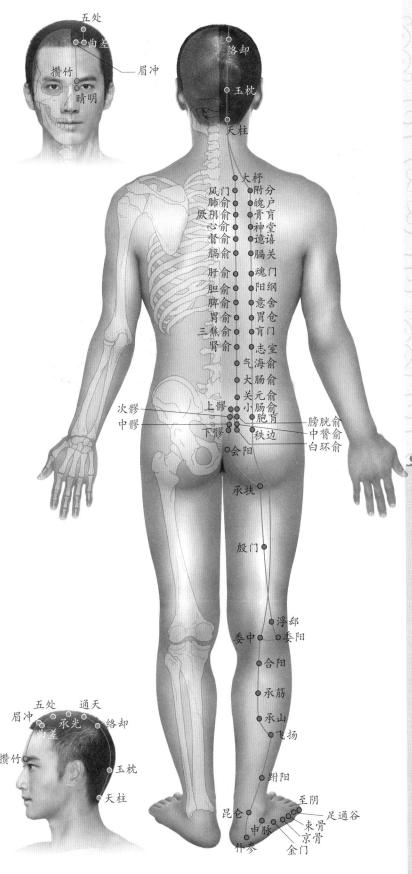

足太阳膀胱经（BL.）

第七章

足太阳膀胱经起于眼睛内侧的睛明穴，经头顶、颈椎至脚小趾外侧的至阴穴。本经一侧67穴，左右两侧共134穴。

● 膀胱经主治病症：①头痛，口、眼睑瞤动，眉棱骨痛等头面五官疾病。②癫痫、失眠等神经精神系统疾病。③颈、背、腰、下肢疾患。④位于背部两条侧线的背俞穴主治其相应的脏腑疾患和有关的组织器官病症。

本经部分腧穴有强身健体作用，可用于日常保健。

足太阳膀胱经

五处
曲差
攒竹 眉冲
睛明

络却
玉枕
天柱

大杼 附分
风门 魄户
肺俞 膏肓
厥阴俞 神堂
心俞 譩譆
督俞 膈关
膈俞 魂门
肝俞 阳纲
胆俞 意舍
脾俞 胃仓
胃俞 肓门
三焦俞 志室
肾俞 胞肓
气海俞
大肠俞
关元俞
小肠俞 膀胱俞
次髎 上髎 中膂俞
中髎 白环俞
下髎 秩边
会阳

承扶

殷门

浮郄
委中 委阳
合阳
承筋
承山
飞扬
跗阳
至阴
昆仑 足通谷
申脉 束骨
京骨
仆参 金门

五处 通天
眉冲 承光
曲差 络却
攒竹
玉枕
天柱

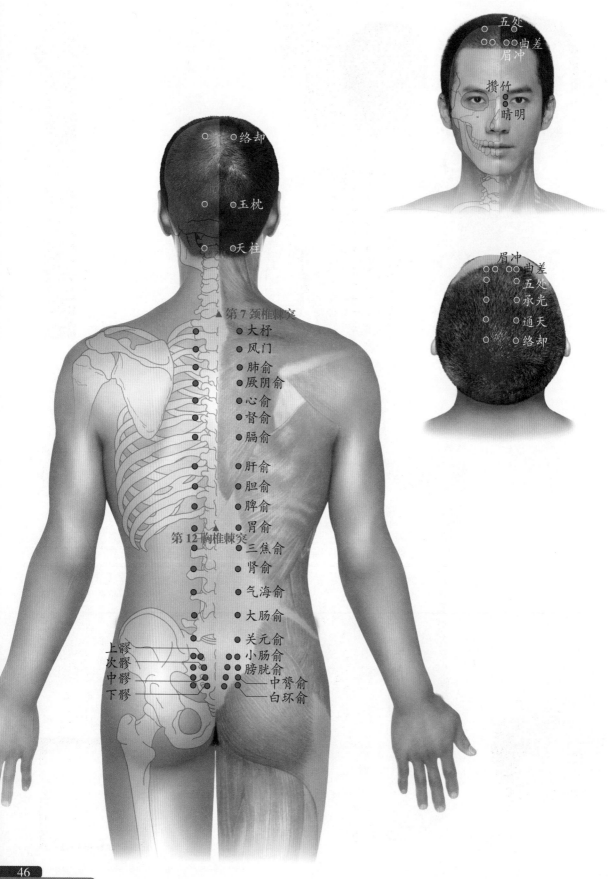

五处
曲差
眉冲
攒竹
睛明

络却

玉枕

天柱

▲ 第7颈椎棘突
大杼
风门
肺俞
厥阴俞
心俞
督俞
膈俞

肝俞
胆俞
脾俞
胃俞
▲ 第12胸椎棘突
三焦俞
肾俞
气海俞
大肠俞
关元俞
上髎   小肠俞
次髎   膀胱俞
中髎   中膂俞
下髎   白环俞

眉冲   曲差
        五处
        承光
        通天
        络却

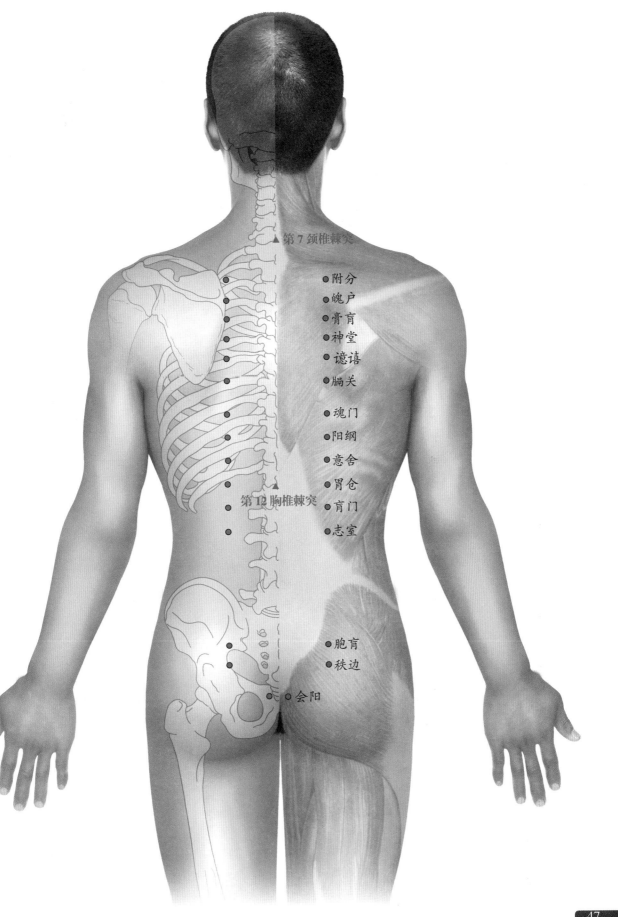

▲ 第 7 颈椎棘突

● 附分
● 魄户
● 膏肓堂
● 神堂
● 谚谑
● 膈关

● 魂门
● 阳纲
● 意舍
● 胃仓门
● 肓门
● 志室

▲ 第 12 胸椎棘突

● 胞肓
● 秩边

● 会阳

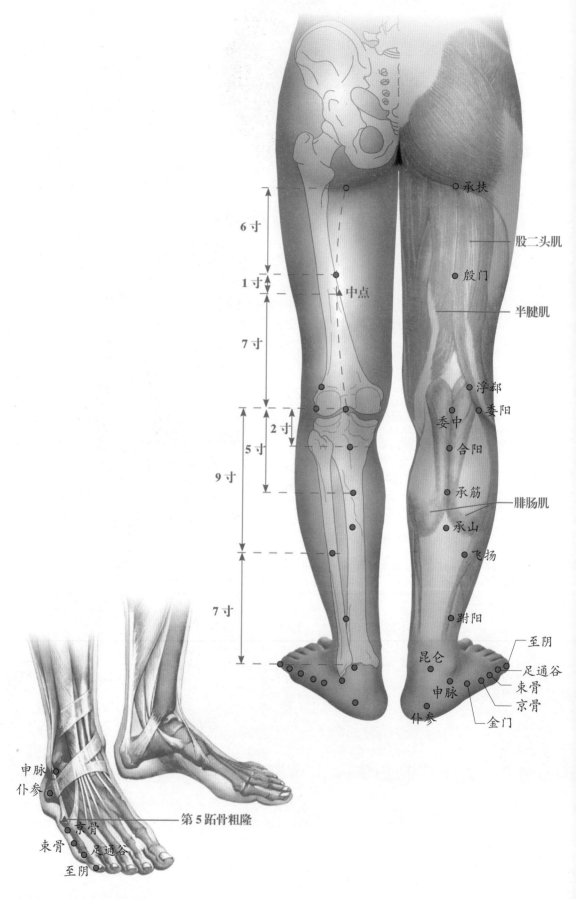

6寸

1寸

中点

7寸

2寸

5寸

9寸

7寸

承扶

股二头肌

殷门

半腱肌

浮郄

委阳

委中

合阳

承筋

腓肠肌

承山

飞扬

跗阳

至阴

昆仑

足通谷

申脉

束骨

京骨

仆参

金门

申脉

仆参

第5跖骨粗隆

京骨

束骨

足通谷

至阴

睛明（BL1）

【定位】在面部，目内眦内上方眶内侧壁凹陷中。

【主治】近视、目赤肿痛、目视不明、夜盲、目翳、急性腰痛。

【操作】嘱患者闭目，医者左手轻推眼球向外侧固定，右手缓慢进针，紧靠眼眶边缘直刺 0.3~0.5 寸；不宜灸。针刺本穴容易引起内出血，出针后需用消毒干棉球按压片刻。

●快速定位　闭目，在目内眦内上方 0.1 寸的凹陷中。

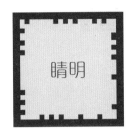

攒竹（BL2）

【定位】在面部，眉头凹陷中，额切迹处。

【主治】头痛、面瘫、腰痛、目视不明、眼睑𥆧动、眼睑下垂、眉棱骨痛。

【操作】平刺 0.5~0.8 寸；不宜灸。

●快速定位　沿睛明直上至眉头边缘可触及一凹陷即为本穴。

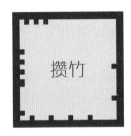

眉冲（BL3）

【定位】在头部，额切际直上入发际 0.5 寸。

【主治】头痛、眩晕、鼻塞、癫痫。

【操作】平刺 0.3~0.5 寸；不宜灸。

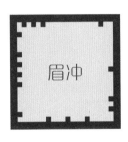

曲差（BL4）

【定位】在头部，前发际正中直上 0.5 寸，旁开 1.5 寸。

【主治】头痛、目视不明、鼻塞。

【操作】平刺 0.5~0.8 寸；可灸。

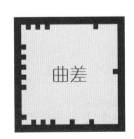

五处（BL5）

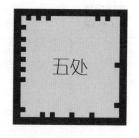

【定位】在头部，前发际正中直上 1 寸，旁开 1.5 寸。

【主治】头痛、目眩、目视不明、癫痫。

【操作】平刺 0.5~0.8 寸；可灸。

承光（BL6）

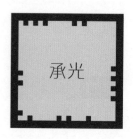

【定位】在头部，前发际正中直上 2.5 寸，旁开 1.5 寸。

【主治】头痛、眩晕、目视不明、鼻塞、癫痫。

【操作】平刺 0.5~0.8 寸；可灸。

通天（BL7）

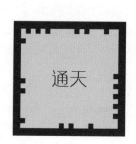

【定位】在头部，前发际正中直上 4 寸，旁开 1.5 寸。

【主治】鼻塞、鼻炎、头痛、眩晕。

【操作】平刺 0.3~0.5 寸；可灸。

●快速定位　承光与络却中点。

络却（BL8）

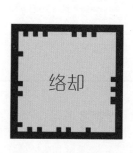

【定位】在头部，前发际正中直上 5.5 寸，旁开 1.5 寸。

【主治】头痛、耳鸣、鼻塞、目视不明、癫狂。

【操作】平刺 0.3~0.5 寸；可灸。

玉枕（BL9）

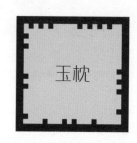

【定位】在头部，横平枕外隆凸上缘，后发际正中线旁开 1.3 寸。

【主治】头项痛、目视不明。

【操作】平刺 0.3~0.5 寸；可灸。

天柱 （BL10）

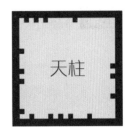

【定位】在颈后区，横平第2颈椎棘突上际，斜方肌外缘凹陷中。

【主治】头痛、眩晕、项强、肩背痛、目视不明、鼻塞。

【操作】直刺或斜刺0.5~0.8寸，不可向内上方深刺；可灸。

大杼 （BL11）

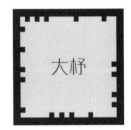

【定位】在脊柱区，第1胸椎棘突下，后正中线旁开1.5寸。

【主治】咳嗽、发热、头痛、肩背痛。

【操作】斜刺0.5~0.8寸；可灸。本经背部诸穴不宜深刺，以免伤及内部重要脏器。

风门 （BL12）

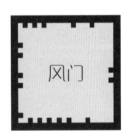

【定位】在脊柱区，第2胸椎棘突下，后正中线旁开1.5寸。

【主治】咳嗽、发热、头痛、胸背痛。

【操作】斜刺0.5~0.8寸；可灸。

肺俞 （BL13）

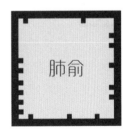

【定位】在脊柱区，第3胸椎棘突下，后正中线旁开1.5寸。

【主治】咳嗽、气喘、鼻塞、盗汗、皮肤瘙痒、瘾疹。

【操作】斜刺0.5~0.8寸；可灸。

厥阴俞 （BL14）

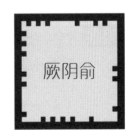

【定位】在脊柱区，第4胸椎棘突下，后正中线旁开1.5寸。

【主治】心痛、心悸、咳嗽、胸闷、呕吐。

【操作】斜刺0.5~0.8寸；可灸。

心俞 （BL15）

【定位】在脊柱区，第5胸椎棘突下，后正中线旁开1.5寸。

【主治】心痛、心悸、心烦、失眠、健忘、咳嗽、吐血。

【操作】斜刺0.5~0.8寸；可灸。

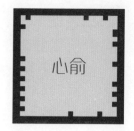

督俞 （BL16）

【定位】在脊柱区，第6胸椎棘突下，后正中线旁开1.5寸。

【主治】心痛、胸闷、气喘、胃痛、腹痛、腹胀。

【操作】斜刺0.5~0.8寸；可灸。

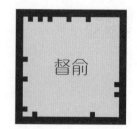

膈俞 （BL17）

【定位】在脊柱区，第7胸椎棘突下，后正中线旁开1.5寸。

【主治】胃脘痛、呕吐、饮食不下、呃逆、咳嗽、气喘、瘾疹。

【操作】斜刺0.5~0.8寸；可灸。

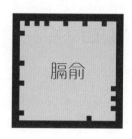

肝俞 （BL18）

【定位】在脊柱区，第9胸椎棘突下，后正中线旁开1.5寸。

【主治】黄疸、胁痛、目视不明、夜盲、吐血、眩晕、呃逆、癫狂。

【操作】斜刺0.5~0.8寸；可灸。

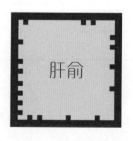

胆俞 （BL19）

【定位】在脊柱区，第10胸椎棘突下，后正中线旁开1.5寸。

【主治】黄疸、口苦、呕吐、肺痨（肺结核）、潮热。

【操作】斜刺0.5~0.8寸；可灸。

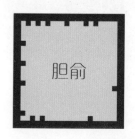

脾俞（BL20）

【定位】在脊柱区，第11胸椎棘突下，后正中线旁开1.5寸。

【主治】腹胀、呕吐、泄泻、便血、消化不良、水肿、黄疸、背痛。

【操作】斜刺0.5~1寸；可灸。

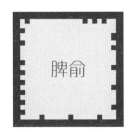

胃俞（BL21）

【定位】在脊柱区，第12胸椎棘突下，后正中线旁开1.5寸。

【主治】胃脘痛、腹胀、呕吐、胸胁痛。

【操作】直刺0.5~1寸；可灸。

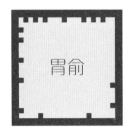

三焦俞（BL22）

【定位】在脊柱区，第1腰椎棘突下，后正中线旁开1.5寸。

【主治】水肿、小便不利、腹胀、肠鸣、泄泻、腰背强痛。

【操作】直刺0.5~1寸；可灸。

●快速定位　先定第12胸椎棘突，下数第1个棘突即第1腰椎棘突。

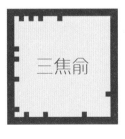

肾俞（BL23）

【定位】在脊柱区，第2腰椎棘突下，后正中线旁开1.5寸。

【主治】遗精、阳痿、月经不调、带下、遗尿、小便不利、水肿、耳鸣耳聋、气喘、腰痛。

【操作】直刺0.5~1寸；可灸。

●快速定位　先定第12胸椎棘突，下数第2个棘突即第2腰椎棘突。

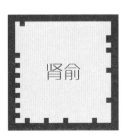

气海俞 （BL24）

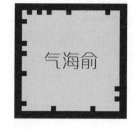

【定位】在脊柱区，第 3 腰椎棘突下，后正中线旁开 1.5 寸。

【主治】腰痛、痛经、腹胀肠鸣、胃下垂。

【操作】直刺 0.5~1 寸；可灸。

大肠俞 （BL25）

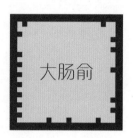

【定位】在脊柱区，第 4 腰椎棘突下，后正中线旁开 1.5 寸。

【主治】腰痛、腹胀、泄泻、便秘。

【操作】直刺 0.5~1.2 寸；可灸。

关元俞 （BL26）

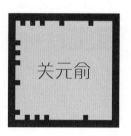

【定位】在脊柱区，第 5 腰椎棘突下，后正中线旁开 1.5 寸。

【主治】腹胀、泄泻、小便频数或不利、遗尿、腰痛。

【操作】直刺 0.5~1.2 寸；可灸。

小肠俞 （BL27）

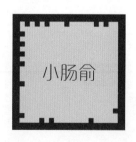

【定位】在骶区，横平第 1 骶后孔，骶正中嵴旁开 1.5 寸。

【主治】遗精、遗尿、尿血、带下、腹痛、泄泻、腰痛。

【操作】直刺 0.8~1.2 寸；可灸。

膀胱俞 （BL28）

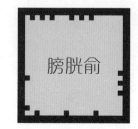

【定位】在骶区，横平第 2 骶后孔，骶正中嵴旁开 1.5 寸。

【主治】小便不利、尿频、遗尿、遗精、泄泻、便秘、腰脊强痛。

【操作】直刺 0.8~1.2 寸；可灸。

中膂俞 （BL29）

【定位】在骶区，横平第 3 骶后孔，骶正中嵴旁开 1.5 寸。

【主治】疝气、腰脊强痛。

【操作】直刺 0.8~1.2 寸；可灸。

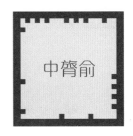

白环俞 （BL30）

【定位】在骶区，横平第 4 骶后孔，骶正中嵴旁开 1.5 寸。

【主治】遗精、带下、月经不调、遗尿、腰骶疼痛。

【操作】直刺 0.8~1.2 寸；可灸。

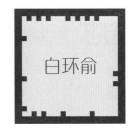

上髎 （BL31）

【定位】在骶区，正对第 1 骶后孔处。

【主治】月经不调、带下、遗精、阳痿、大小便不利、腰脊痛。

【操作】直刺 1~1.5 寸；可灸。

●快速定位　次髎向上触摸到的凹陷即第 1 骶后孔。

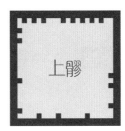

次髎 （BL32）

【定位】在骶部，正对第 2 骶后孔中。

【主治】月经不调、痛经、带下、遗精、阳痿、小便不利、腰脊痛、下肢痿痹。

【操作】直刺 1~1.5 寸；可灸。

●快速定位　髂后上棘与第 2 骶椎棘突连线的中点凹陷处，即第 2 骶后孔。

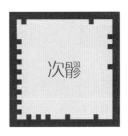

中髎 （BL33）

【定位】在骶部，正对第 3 骶后孔中。

【主治】月经不调、带下、小便不利、便秘、泄泻、腰痛。

【操作】直刺 1~1.5 寸；可灸。

●快速定位　次髎向下触摸到的第 1 个凹陷，即第 3 骶后孔。

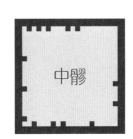

下髎 （BL34）

【定位】在骶部，正对第4骶后孔中。

【主治】小腹痛、腰骶痛、小便不利、带下、便秘。

【操作】直刺1~1.5寸；可灸。

●快速定位　次髎向下触摸到的第2个凹陷即第4骶后孔，横平骶管裂孔。

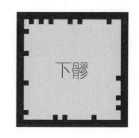

会阳 （BL35）

【定位】在骶区，尾骨端旁开0.5寸。

【主治】泄泻、阳痿、带下。

【操作】直刺0.8~1.2寸；可灸。

●快速定位　俯卧或跪伏位，按取尾骨下端旁软陷处取穴。

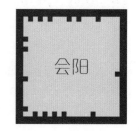

承扶 （BL36）

【定位】在股后区，臀沟的中点。

【主治】腰腿痛、下肢痿痹。

【操作】直刺1~2.5寸；可灸。

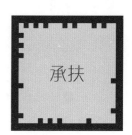

殷门 （BL37）

【定位】在股后区，臀沟下6寸，股二头肌与半腱肌之间。

【主治】腰腿痛、下肢痿痹。

【操作】直刺1~2寸；可灸。

●快速定位　于承扶与委中连线中点上1寸处取穴。

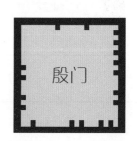

浮郄 （BL38）

【定位】在膝后区，腘横纹上1寸，股二头肌腱的内侧缘。

【主治】膝腘痛麻挛急、便秘。

【操作】直刺1~1.5寸；可灸。

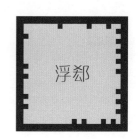

委阳（BL39）

【定位】在膝部，腘横纹上，股二头肌腱的内侧缘。

【主治】腹痛、水肿、小便不利、腰脊强痛、下肢挛痛。

【操作】直刺 1~1.5 寸；可灸。

●快速定位 稍屈膝，即可显露明显的股二头肌腱。

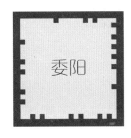

委中（BL40）

【定位】在膝后区，腘横纹中点。

【主治】腰痛、下肢痿痹、腹痛、吐泻、小便不利、遗尿、瘾疹、皮肤瘙痒。

【操作】直刺 1~1.5 寸，或用三棱针点刺腘静脉出血。

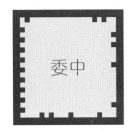

附分（BL41）

【定位】在脊柱区，第 2 胸椎棘突下，后正中线旁开3 寸。

【主治】颈项强痛、肩背挛急、肘臂麻木。

【操作】斜刺 0.5~0.8 寸；可灸。

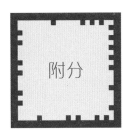

魄户（BL42）

【定位】在脊柱区，第 3 胸椎棘突下，后正中线旁开3 寸。

【主治】咳嗽、气喘、肺痨、肩背痛、项强。

【操作】斜刺 0.5~0.8 寸；可灸。

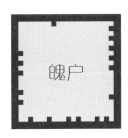

膏肓（BL43）

【定位】在脊柱区，第 4 胸椎棘突下，后正中线旁开3 寸。

【主治】咳嗽、气喘、肺痨、健忘、遗精、虚劳（脏腑气血虚损所致的病症）。

【操作】斜刺 0.5~0.8 寸；可灸。

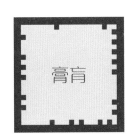

神堂 （BL44）

【定位】在脊柱区，第5胸椎棘突下，后正中线旁开3寸。

【主治】心痛、心悸、咳嗽、气喘、胸闷、背痛。

【操作】斜刺0.5~0.8寸；可灸。

谚语 （BL45）

【定位】在脊柱区，第6胸椎棘突下，后正中线旁开3寸。

【主治】咳嗽、气喘、热病、肩背痛。

【操作】斜刺0.5~0.8寸；可灸。

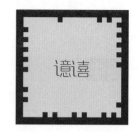

膈关 （BL46）

【定位】在脊柱区，第7胸椎棘突下，后正中线旁开3寸。

【主治】呕吐、呃逆、嗳气、消化不良、肩背痛。

【操作】斜刺0.5~0.8寸；可灸。

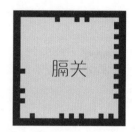

魂门 （BL47）

【定位】在脊柱区，第9胸椎棘突下，后正中线旁开3寸。

【主治】胸胁痛、呕吐、泄泻、黄疸、背痛。

【操作】斜刺0.5~0.8寸；可灸。

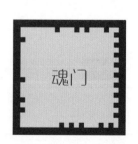

阳纲 （BL48）

【定位】在脊柱区，第10胸椎棘突下，后正中线旁开3寸。

【主治】肠鸣、泄泻、腹痛、黄疸、消渴（糖尿病）。

【操作】斜刺0.5~0.8寸；可灸。

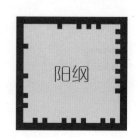

意舍 （BL49）

【定位】在脊柱区，第 11 胸椎棘突下，后正中线旁开 3 寸。

【主治】腹胀、肠鸣、泄泻、呕吐。

【操作】斜刺 0.5~0.8 寸；可灸。

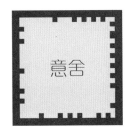

胃仓 （BL50）

【定位】在脊柱区，第 12 胸椎棘突下，后正中线旁开 3 寸。

【主治】胃脘痛、腹胀、水肿。

【操作】斜刺 0.5~0.8 寸；可灸。

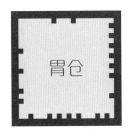

肓门 （BL51）

【定位】在腰区，第 1 腰椎棘突下，后正中线旁开 3 寸。

【主治】腹痛、痞块（腹腔内结块）、便秘。

【操作】斜刺 0.5~0.8 寸；可灸。

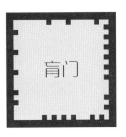

志室 （BL52）

【定位】在腰区，第 2 腰椎棘突下，后正中线旁开 3 寸。

【主治】遗精、阳痿、遗尿、小便不利、水肿、月经不调、腰脊强痛。

【操作】直刺 0.5~1 寸；可灸。

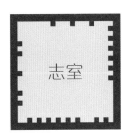

胞肓 （BL53）

【定位】在骶区，横平第 2 骶后孔，骶正中嵴旁开 3 寸。

【主治】肠鸣、腹胀、便秘、小便不利、腰脊痛。

【操作】直刺 0.8~1.2 寸；可灸。

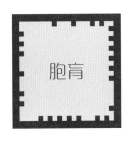

秩边 （BL54）

【定位】在骶区，横平第 4 骶后孔，骶正中嵴旁开 3 寸。

【主治】腰腿痛、下肢痿痹、便秘、小便不利、遗精、阳痿。

【操作】直刺 1.5~3 寸；可灸。

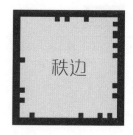

合阳 （BL55）

【定位】在小腿后区，腘横纹下 2 寸，腓肠肌内、外侧头之间。

【主治】腰腿痛、下肢痿痹、崩漏。

【操作】直刺 1~2 寸；可灸。

●快速定位　在委中与承山的连线上，委中直下 2 寸。

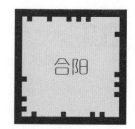

承筋 （BL56）

【定位】在小腿后区，腘横纹下 5 寸，腓肠肌两肌腹之间。

【主治】腰腿拘急疼痛。

【操作】直刺 1~2 寸；可灸。

●快速定位　合阳与承山连线的中点。

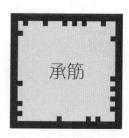

承山 （BL57）

【定位】在小腿后区，腓肠肌两肌腹与肌腱交角处。

【主治】腰腿拘急疼痛、便秘。

【操作】直刺 1~2 寸；可灸。

●快速定位　伸直小腿或足跟上提时，腓肠肌肌腹下出现尖角凹陷中（即腓肠肌内、外侧头分开的地方，呈"人"字形沟）。

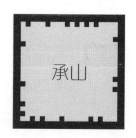

飞扬 （BL58）

【定位】在小腿后区，昆仑直上 7 寸，腓肠肌外下缘与跟腱移行处。

【主治】头痛、目眩、鼻塞、鼻出血、腰背痛、腿软无力。

【操作】直刺 1~1.5 寸；可灸。

●快速定位　承山外侧斜下方 1 寸处，下直昆仑。

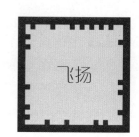

跗阳 （BL59）

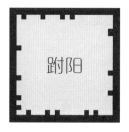

【定位】在小腿后区，昆仑直上 3 寸，腓骨与跟腱之间。

【主治】头痛、腰腿痛、下肢痿痹、外踝肿痛。

【操作】直刺 0.8~1.2 寸；可灸。

昆仑 （BL60）

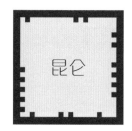

【定位】在踝区，外踝尖与跟腱之间的凹陷中。

【主治】头痛、项强、目眩、鼻塞、腰痛、足跟痛。

【操作】直刺 0.5~0.8 寸；可灸。《针灸大成》曰："妊妇刺之落胎。"

仆参 （BL61）

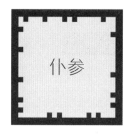

【定位】在跟区，昆仑直下，跟骨外侧，赤白肉际处。

【主治】下肢痿痹、足跟痛、癫痫。

【操作】直刺 0.3~0.5 寸；可灸。

申脉 （BL62）

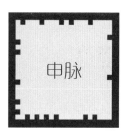

【定位】在踝区，外踝尖直下，外踝下缘与跟骨之间凹陷中。

【主治】头痛、眩晕、失眠、目赤痛、眼睑下垂、腰腿痛、项强、足外翻。

【操作】直刺 0.3~0.5 寸；可灸。

金门 （BL63）

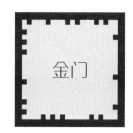

【定位】在足背，外踝前缘直下。第 5 跖骨粗隆后方，骰骨下缘凹陷中。

【主治】腰痛、下肢痿痛、头痛、外踝肿痛。

【操作】直刺 0.3~0.5 寸；可灸。

京骨 （BL64）

【定位】在跖区，第5跖骨粗隆前下方，赤白肉际处。

【主治】头痛、项强、目翳、癫痫、腰腿痛。

【操作】直刺0.3~0.5寸；可灸。

●快速定位　在足外侧缘，足跟与跖趾关节连线的中点处可触到明显隆起的骨，即第5跖骨粗隆。

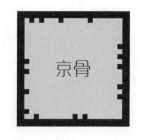

束骨 （BL65）

【定位】在跖区，第5跖趾关节的近端，赤白肉际处。

【主治】头痛、项强、目眩、癫痫、腰腿痛。

【操作】直刺0.2~0.5寸；可灸。

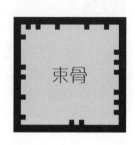

足通谷 （BL66）

【定位】在跖区，第5跖趾关节的远端，赤白肉际处。

【主治】头痛、项强、目眩、癫痫、腰腿痛。

【操作】直刺0.2~0.3寸；可灸。

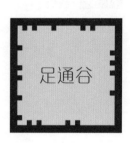

至阴 （BL67）

【定位】在足趾，小趾末节外侧，趾甲根角侧后方0.1寸（指寸）。

【主治】胎位不正、难产、头痛、目痛、鼻塞、鼻出血。

【操作】浅刺0.1寸，胎位不正用灸法。

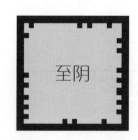

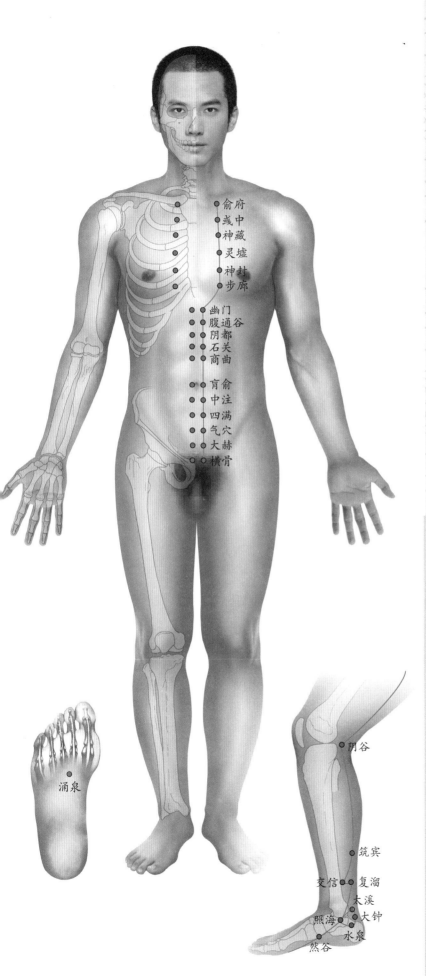

第八章

足少阴肾经（KI.）

足少阴肾经起于脚掌心的涌泉穴，经腿部内侧上达胸前的俞府穴。本经一侧27穴，左右两侧共54穴。

俞府
中藏
彧墟
神封
灵墟
神步

门谷
幽通都
腹阴关
石商
肓俞
注中
满四
气穴
大赫
横骨

涌泉

阴谷

筑宾
交信　复溜
太溪
照海　大钟
水泉
然谷

●肾经主治病症：①遗精、阳痿、小便不利、不育等泌尿生殖系统疾病。②癫狂、失眠、眩晕等神经精神系统疾病。③大腿内后侧痛、腰部痛、咽喉肿痛等经脉循行经过部位的疾患。

　　本经腧穴还可治疗月经不调、痛经、不孕等妇科疾病。

足少阴肾经

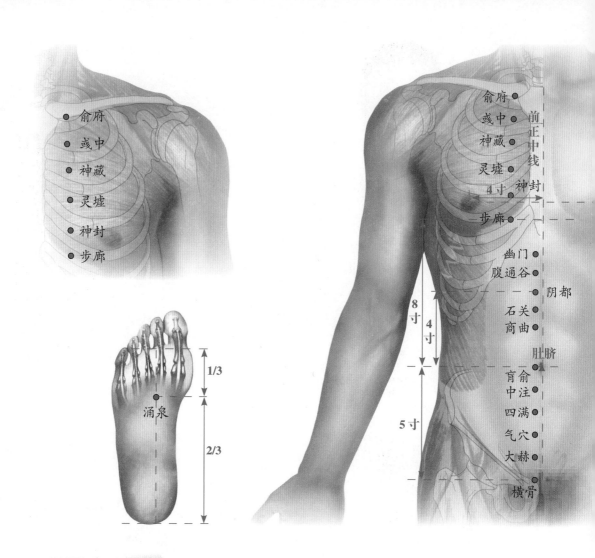

俞府
彧中
神藏
灵墟
神封
步廊

俞府
彧中
神藏
灵墟
神封
步廊

前正中线
4寸
幽门
腹通谷
阴都
石关
商曲
肓俞
中注
四满
气穴
大赫
横骨
8寸
4寸
5寸
肚脐

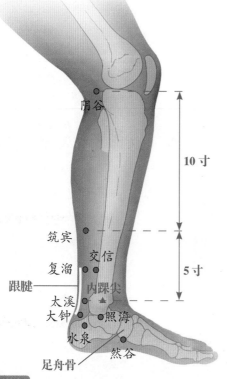

涌泉
1/3
2/3

阴谷
10寸
5寸
筑宾
交信
复溜
跟腱
内踝尖
太溪
大钟
照海
水泉
足舟骨
然谷

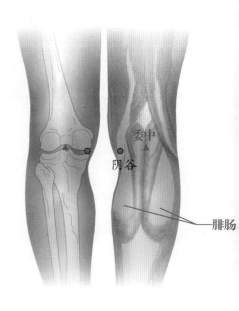

委中
阴谷
腓肠

涌泉 （KI1）

【定位】在足底，屈足卷趾时足心最凹陷中。

【主治】头顶痛、眩晕、昏厥、癫狂、失眠、便秘、小便不利、咽喉肿痛、失音、足心热。

【操作】直刺 0.5~1 寸；可灸。

●快速定位　卧位或伸腿坐位，卷足，约当足底第2、3趾蹼缘与足跟连线的前 1/3 与后 2/3 交点凹陷中。

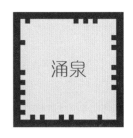

然谷 （KI2）

【定位】在足内侧，足舟骨粗隆下方，赤白肉际处。

【主治】月经不调、遗精、小便不利、泄泻、咽喉肿痛、咯血、口噤。

【操作】直刺 0.5~0.8 寸；可灸。

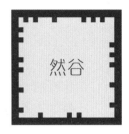

太溪 （KI3）

【定位】在踝区，内踝尖与跟腱之间的凹陷中。

【主治】月经不调、遗精、阳痿、小便频数、消渴、泄泻、腰痛、头痛、耳鸣耳聋、咽喉肿痛、失眠、咳嗽、咯血。

【操作】直刺 0.5~1 寸；可灸。

大钟 （KI4）

【定位】在跟区，内踝后下方，跟骨上缘，跟腱附着部前缘凹陷中。

【主治】癃闭、遗尿、便秘、咯血、气喘、嗜睡、足跟痛。

【操作】直刺 0.3~0.5 寸；可灸。

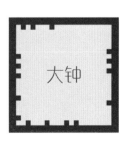

水泉 （KI5）

【定位】在跟区，太溪直下 1 寸，跟骨结节内侧凹陷中。

【主治】月经不调、痛经、小便不利。

【操作】直刺 0.3~0.5 寸；可灸。

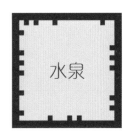

照海 （KI6）

【定位】在踝区，内踝尖下 1 寸，内踝下缘边际凹陷中。

【主治】月经不调、痛经、带下、小便不利、咽喉痛、目赤肿痛、失眠。

【操作】直刺 0.5~1 寸；可灸。

●快速定位　由内踝尖向下推，至其下缘凹陷中。

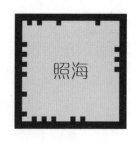

复溜 （KI7）

【定位】在小腿内侧，内踝尖直上 2 寸，跟腱的前缘。

【主治】水肿、腹胀、泄泻、盗汗、热病无汗或汗出不止。

【操作】直刺 0.5~1 寸；可灸。

●快速定位　前平交信。

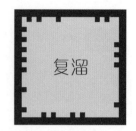

交信 （KI8）

【定位】在小腿内侧，内踝尖上 2 寸，胫骨内侧缘后际凹陷中。

【主治】月经不调、崩漏、泄泻、便秘。

【操作】直刺 0.6~1.2 寸；可灸。

●快速定位　复溜前 0.5 寸。

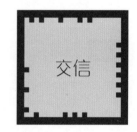

筑宾 （KI9）

【定位】在小腿内侧，太溪直上 5 寸，比目鱼肌与跟腱之间。

【主治】癫狂、呕吐、疝气、小腿疼痛。

【操作】直刺 1~1.5 寸；可灸。

●快速定位　屈膝，小腿抗阻力绷紧，胫骨内侧缘后呈现一条明显的纵形肌肉，即比目鱼肌。

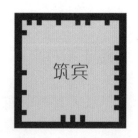

阴谷 （KI10）

【定位】在膝后区，腘横纹上，半腱肌肌腱外侧缘。

【主治】阳痿、疝气、崩漏、膝股痛、癫狂。

【操作】直刺 1~1.5 寸；可灸。

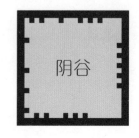

横骨（KI11）

【定位】在下腹部，脐中下5寸，前正中线旁开0.5寸。

【主治】少腹胀痛、小便不利、遗尿、遗精、阳痿、疝气。

【操作】直刺1~1.5寸；可灸。

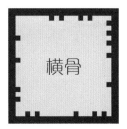

大赫（KI12）

【定位】在下腹部，脐中下4寸，前正中线旁开0.5寸。

【主治】遗精、阳痿、带下。

【操作】直刺1~1.5寸；可灸。

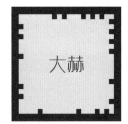

气穴（KI13）

【定位】在下腹部，脐中下3寸，前正中线旁开0.5寸。

【主治】月经不调、带下、闭经、崩漏、小便不利、泄泻。

【操作】直刺1~1.5寸；可灸。

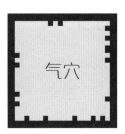

四满（KI14）

【定位】在下腹部，脐中下2寸，前正中线旁开0.5寸。

【主治】月经不调、带下、遗精、阳痿、便秘、腹痛、水肿。

【操作】直刺1~1.5寸；可灸。

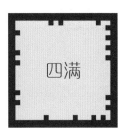

中注（KI15）

【定位】在下腹部，脐中下1寸，前正中线旁开0.5寸。

【主治】腹痛、便秘、泄泻、月经不调、痛经。

【操作】直刺1~1.5寸；可灸。

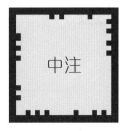

肓俞（KI16）

【定位】在腹部，脐中旁开0.5寸。

【主治】腹痛、腹胀、呕吐、泄泻、便秘、月经不调、疝气、腰脊痛。

【操作】直刺1~1.5寸；可灸。

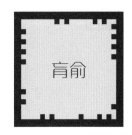

商曲 （KI17）

【定位】在上腹部，脐中上2寸，前正中线旁开0.5寸。

【主治】腹痛、泄泻、便秘。

【操作】直刺1~1.5寸；可灸。

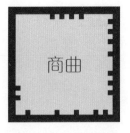

石关 （KI18）

【定位】在上腹部，脐中上3寸，前正中线旁开0.5寸。

【主治】呕吐、腹痛、便秘、不孕。

【操作】直刺1~1.5寸；可灸。

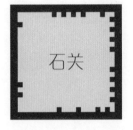

阴都 （KI19）

【定位】在上腹部，脐中上4寸，前正中线旁开0.5寸。

【主治】呕吐、腹痛、便秘、不孕。

【操作】直刺1~1.5寸；可灸。

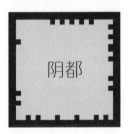

腹通谷 （KI20）

【定位】在上腹部，脐中上5寸，前正中线旁开0.5寸。

【主治】腹痛、腹胀、呕吐、心痛、心悸。

【操作】直刺0.5~1寸；可灸。

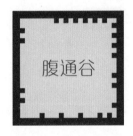

幽门 （KI21）

【定位】在上腹部，脐中上6寸，前正中线旁开0.5寸。

【主治】腹痛、腹胀、呕吐、泄泻。

【操作】直刺0.5~1寸；可灸。本穴不可深刺，以免伤及肝脏。

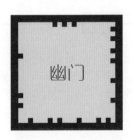

步廊 （KI22）

【定位】在胸部，第5肋间隙，前正中线旁开2寸。

【主治】咳嗽、气喘、胸胁胀满、呕吐。

【操作】斜刺或平刺0.5~0.8寸；可灸。本经胸部诸穴不可深刺，以免伤及内脏。

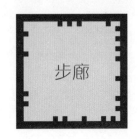

神封 （KI23）

【定位】在胸部，第 4 肋间隙，前正中线旁开 2 寸。

【主治】咳嗽、气喘、胸胁胀满、呕吐、乳腺炎。

【操作】斜刺或平刺 0.5~0.8 寸；可灸。

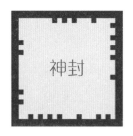

灵墟 （KI24）

【定位】在胸部，第 3 肋间隙，前正中线旁开 2 寸。

【主治】咳嗽、气喘、胸胁胀满、呕吐、乳腺炎。

【操作】斜刺或平刺 0.5~0.8 寸；可灸。

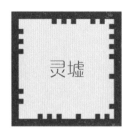

神藏 （KI25）

【定位】在胸部，第 2 肋间隙，前正中线旁开 2 寸。

【主治】咳嗽、气喘、胸痛、呕吐。

【操作】斜刺或平刺 0.5~0.8 寸；可灸。

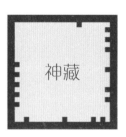

彧中 （KI26）

【定位】在胸部，第 1 肋间隙，前正中线旁开 2 寸。

【主治】咳嗽、气喘、胸胁胀满。

【操作】斜刺或平刺 0.5~0.8 寸；可灸。

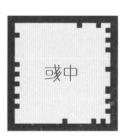

俞府 （KI27）

【定位】在胸部，锁骨下缘，前正中线旁开 2 寸。

【主治】咳嗽、气喘、胸痛、呕吐。

【操作】斜刺或平刺 0.5~0.8 寸；可灸。

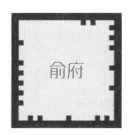

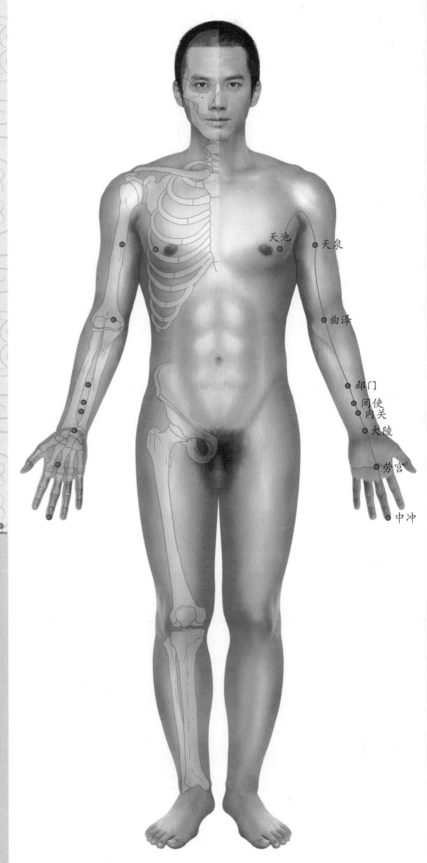

第九章 手厥阴心包经（PC.）

手厥阴心包经起于乳房外侧的天池穴，经手臂内侧，止于手中指的中冲穴。本经一侧9个穴，左右两侧共18个穴，8个穴分布在上肢内侧中间，一个穴在前胸部。

●心包经主治病症：①心烦、胸闷、心悸、心痛等心胸疾病。②前臂痛、肘部痛等经脉循行经过部位的疾患。

手厥阴
心包经

天池　天泉

曲泽

郄门

间使

内关

大陵

劳宫

中冲

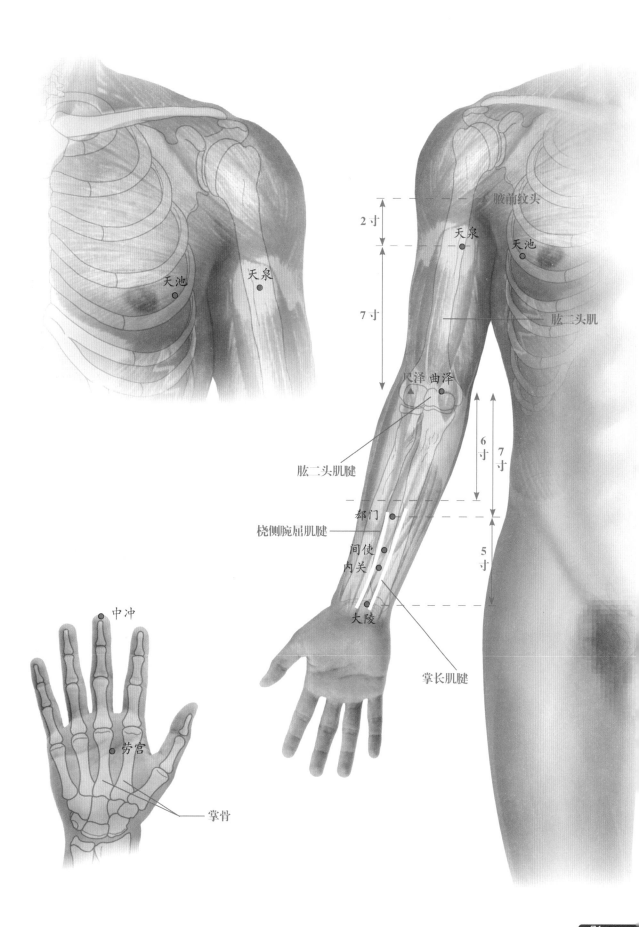

腋前纹头

2寸

7寸

天泉

天池

肱二头肌

尺泽 曲泽

肱二头肌腱

6寸

7寸

郄门

桡侧腕屈肌腱

间使

5寸

内关

大陵

掌长肌腱

天池

天泉

中冲

劳宫

掌骨

天池 （PC1）

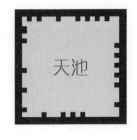

【定位】在胸部，第4肋间隙，前正中线旁开5寸。

【主治】咳嗽、气喘、乳腺炎、乳汁少、胸闷、胸胁胀满。

【操作】斜刺或平刺0.5~0.8寸，不可深刺，以免伤及肺脏；可灸。

天泉 （PC2）

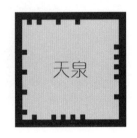

【定位】在臂前区，腋前纹头下2寸，肱二头肌的长、短头之间。

【主治】心痛、咳嗽、胸胁胀满、臂痛。

【操作】直刺0.5~0.8寸；可灸。

曲泽 （PC3）

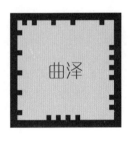

【定位】在肘前区，肘横纹上，肱二头肌腱的尺侧缘凹陷中。

【主治】心痛、心悸、热病、中暑、胃痛、呕吐、泄泻、肘臂疼痛。

【操作】直刺0.8~1寸；或用三棱针刺血。

郄门 （PC4）

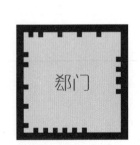

【定位】在前臂前区，腕掌侧远端横纹上5寸，掌长肌腱与桡侧腕屈肌腱之间。

【主治】心痛、心悸、呕血、咯血。

【操作】直刺0.5~1寸；可灸。

●快速定位　握拳，手外展，微屈腕1寸，显现两肌腱。本穴在曲泽与大陵连线中点下1寸，两肌腱之间。

间使 （PC5）

【定位】在前臂前区，腕掌侧远端横纹上 3 寸，掌长肌腱与桡侧腕屈肌腱之间。

【主治】心痛、心悸、癫狂、热病、胃痛、呕吐、肘臂痛。

【操作】直刺 0.5~1 寸；可灸。

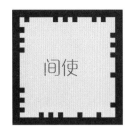

内关 （PC6）

【定位】在前臂前区，腕掌侧远端横纹上 2 寸，掌长肌腱与桡侧腕屈肌腱之间。

【主治】心痛、心悸、胸闷、眩晕、癫痫、失眠、偏头痛、胃痛、呕吐、泄泻、肘臂痛。

【操作】直刺 0.5~1 寸；可灸。

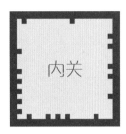

大陵 （PC7）

【定位】在腕前区，腕掌侧远端横纹中，掌长肌腱与桡侧腕屈肌腱之间。

【主治】心痛、心悸、癫狂、胃痛、呕吐、手腕麻痛、胸胁胀痛。

【操作】直刺 0.3~0.5 寸；可灸。

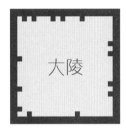

劳宫 （PC8）

【定位】在掌区，横平第 3 掌指关节近端，第 2、3 掌骨之间偏于第 3 掌骨。

【主治】癫狂、中风昏迷、中暑、心痛、口疮口臭。

【操作】直刺 0.3~0.5 寸；可灸。

●快速定位　握拳屈指时，中指尖点到处，第 3 掌骨桡侧。

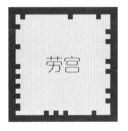

中冲 （PC9）

【定位】在手指，中指末节最高点。

【主治】中风昏迷、中暑、小儿惊风、热病、心烦、心痛、舌强（僵硬）肿痛。

【操作】浅刺 0.1 寸，或用三棱针点刺出血。

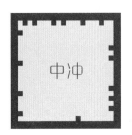

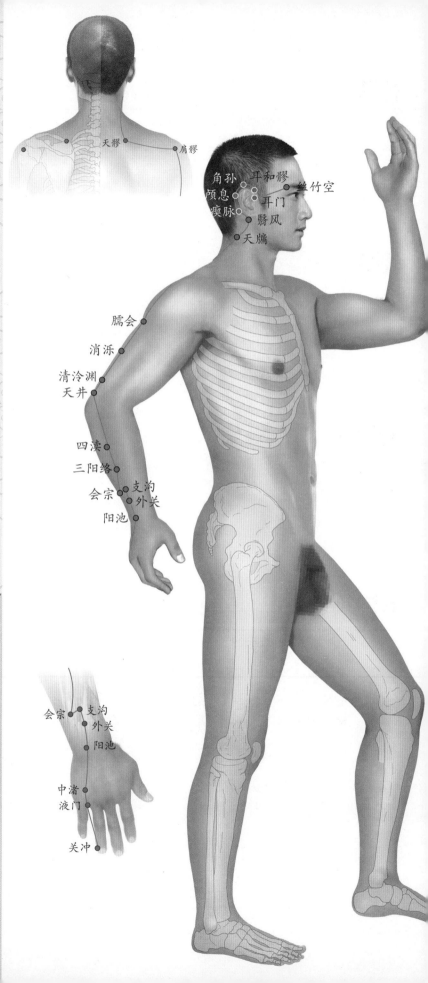

第十章

手少阳三焦经（TE.）

手少阳三焦经从无名指关冲穴，经手臂外侧、耳后，止于眉梢的丝竹空穴。本经一侧23穴，左右两侧共46穴。13个穴分布在上肢背面，10个穴分布在颈部、侧头部。

●三焦经主治病症：①头痛、耳鸣、耳聋、咽喉肿痛、面颊肿、眼睑𥈱动等头面五官疾病。②手指屈伸不利、肘臂痛等经脉循行经过部位的疾患。

手少阳
三焦经

天髎　肩髎

角孙　耳和髎
颅息　　丝竹空
瘈脉　耳门
　　翳风
　天牖

臑会

消泺

清冷渊
天井

四渎

三阳络

会宗　支沟
　　　外关
阳池

会宗　支沟
　　外关
　　阳池

中渚
液门

关冲

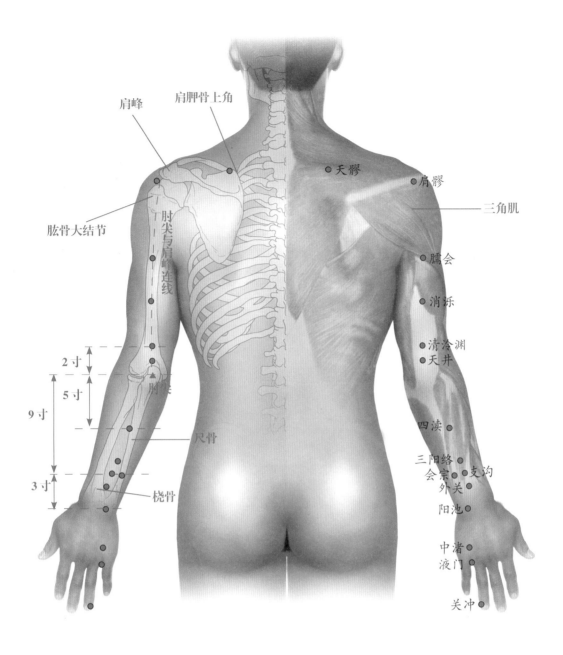

肩峰
肩胛骨上角
天髎
肩髎
三角肌
肱骨大结节
肘尖与肩峰连线
臑会
消泺
清泠渊
天井
2寸
5寸
肘尖
9寸
尺骨
四渎
三阳络
会宗 支沟
外关
阳池
3寸
桡骨
中渚
液门
关冲

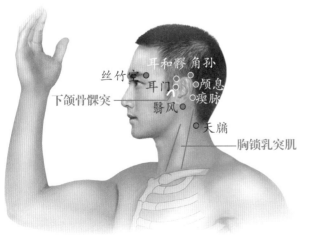

耳和髎 角孙
丝竹空
耳门 颅息
下颌骨髁突 瘈脉
翳风
天牖
胸锁乳突肌

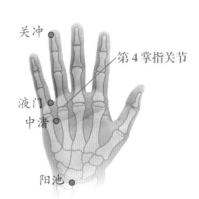

关冲
第4掌指关节
液门
中渚
阳池

关冲 （TE1）

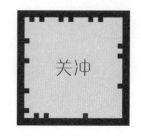

【定位】在手指，第4指末节尺侧，指甲根角侧上方0.1寸（指寸）。

【主治】热病、昏厥、中暑、头痛、目赤、耳聋、咽喉肿痛。

【操作】浅刺0.1寸，或用三棱针点刺出血。

液门 （TE2）

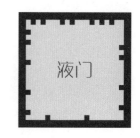

【定位】在手背，第4、5指间，指蹼缘上方赤白肉际凹陷中。

【主治】头痛、目赤、耳聋、咽喉肿痛。

【操作】直刺0.3~0.5寸；可灸。

中渚 （TE3）

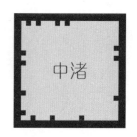

【定位】在手背，第4、5掌骨间，第4掌指关节近端凹陷中。

【主治】头痛、目赤、耳鸣、耳聋、咽喉肿痛、热病、消渴、手指屈伸不利、肘臂肩背疼痛。

【操作】直刺0.3~0.5寸；可灸。

阳池 （TE4）

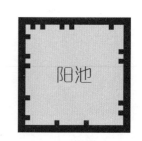

【定位】在腕后区，腕背侧远端横纹上，指伸肌腱的尺侧缘凹陷中。

【主治】耳聋、目赤肿痛、咽喉肿痛、消渴、腕痛。

【操作】直刺0.3~0.5寸；可灸。

●快速定位　俯掌，沿第4、5掌骨间向上至腕背侧远端横纹处的凹陷中。

外关 （TE5）

【定位】在前臂后区，腕背侧远端横纹上 2 寸，尺骨与桡骨间隙中点。

【主治】热病、头痛、目赤肿痛、耳鸣耳聋、胸胁痛、上肢痿痹。

【操作】直刺 0.5~1 寸；可灸。

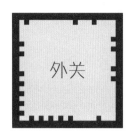

支沟 （TE6）

【定位】在前臂后区，腕背侧远端横纹上 3 寸，尺骨与桡骨间隙中点。

【主治】便秘、热病、胁肋痛、落枕、耳鸣、耳聋。

【操作】直刺 0.5~1 寸；可灸。

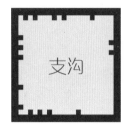

会宗 （TE7）

【定位】在前臂后区，腕背侧远端横纹上 3 寸，尺骨的桡侧缘。

【主治】耳鸣耳聋、癫痫、上肢痹痛。

【操作】直刺 0.5~1 寸；可灸。

●快速定位　支沟的尺侧。

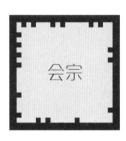

三阳络 （TE8）

【定位】在前臂后区，腕背侧远端横纹上 4 寸，尺骨与桡骨间隙中点。

【主治】耳聋、暴喑（失音）、上肢痹痛。

【操作】直刺 0.8~1.2 寸；可灸。

●快速定位　阳池与肘尖连线的上 2/3 与下 1/3 交点处。

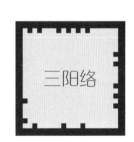

四渎 （TE9）

【定 位】在前臂后区，肘尖下 5 寸，尺骨与桡骨间隙中点。

【主 治】耳聋、暴喑、齿痛、咽喉痛、偏头痛、上肢痹痛。

【操 作】直刺 0.5~1 寸；可灸。

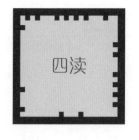

天井 （TE10）

【定 位】在肘后区，肘尖上 1 寸凹陷中。

【主 治】耳聋、偏头痛、癫痫、肘臂痛。

【操 作】直刺 0.5~1 寸；可灸。

● 快速定位 屈肘 90°，鹰嘴窝中。

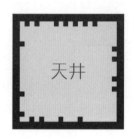

清冷渊 （TE11）

【定 位】在臂后区，肘尖与肩峰角连线上，肘尖上 2 寸。

【主 治】头痛、目痛、胁痛、肩臂痛。

【操 作】直刺 0.5~1 寸；可灸。

● 快速定位 伸肘，肘尖上 2 寸。

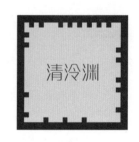

消泺 （TE12）

【定 位】在臂后区，肘尖与肩峰角连线上，肘尖上 5 寸。

【主 治】头痛、项强、肩臂痛。

【操 作】直刺 1~1.5 寸；可灸。

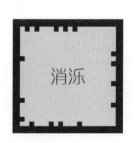

臑会 （TE13）

【定 位】在臂后区，肩峰角下 3 寸，三角肌的后下缘。

【主 治】上肢痿痹。

【操 作】直刺 1~1.5 寸；可灸。

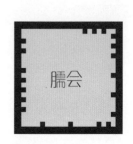

肩髎 （TE14）

【定位】在三角肌区，肩峰角与肱骨大结节两骨间凹陷中。

【主治】肩臂挛痛不遂。

【操作】向肩关节直刺 1~1.5 寸；可灸。

●快速定位　屈臂外展时，肩峰外侧缘前后端呈现两个凹陷，前一较深凹陷为肩髃，后一凹陷即本穴。垂肩时，肩髃后约 1 寸。

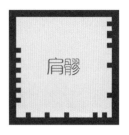

天髎 （TE15）

【定位】在肩胛区，肩胛骨上角骨际凹陷中。

【主治】肩臂痛、颈项强痛。

【操作】直刺 0.5~0.8 寸；可灸。

●快速定位　正坐垂肩，肩井与曲垣连线的中点。

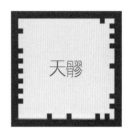

天牖 （TE16）

【定位】在颈部，横平下颌角，胸锁乳突肌的后缘凹陷中。

【主治】头痛、项强、目痛、耳聋、面肿。

【操作】直刺 0.5~1 寸；可灸。

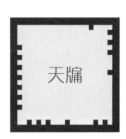

翳风 （TE17）

【定位】在颈部，耳垂后方，乳突下端前方凹陷中。

【主治】耳鸣、耳聋、口㖞、牙关紧闭、齿痛、呃逆、颊肿。

【操作】直刺 0.8~1.2 寸；可灸。

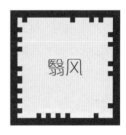

瘈脉 （TE18）

【定位】在头部，乳突中央，角孙与翳风沿耳轮弧形连线的上 2/3 与下 1/3 的交点处。

【主治】耳鸣、耳聋、小儿惊风、头痛。

【操作】平刺 0.3~0.5 寸，或点刺出血；可灸。

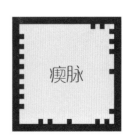

颅息 (TE19)

【定位】在头部，角孙与翳风沿耳轮弧形连线的上 1/3 与下 2/3 的交点处。

【主治】小儿惊风、头痛。

【操作】平刺 0.3~0.5 寸，可灸。

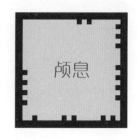

角孙 (TE20)

【定位】在头部，耳尖正对发际处。

【主治】目翳、齿痛、偏头痛、项强。

【操作】平刺 0.3~0.5 寸，可灸。

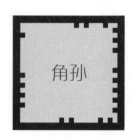

耳门 (TE21)

【定位】在耳区，耳屏上切迹与下颌骨髁突之间的凹陷中。

【主治】耳鸣、耳聋、齿痛。

【操作】张口，直刺 0.5~1 寸；可灸。

●快速定位　微张口，耳屏上切迹前的凹陷中。

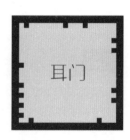

耳和髎 (TE22)

【定位】在头部，鬓发后缘，耳廓根的前方，颞浅动脉的后缘。

【主治】头痛、耳鸣、牙关紧闭、口㖞。

【操作】避开动脉，斜刺或平刺 0.3~0.5 寸；可灸。

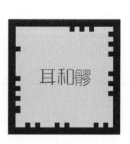

丝竹空 (TE23)

【定位】在面部，眉梢凹陷中。

【主治】目赤肿痛、眼睑𥆧动、目眩、头痛、癫狂。

【操作】平刺 0.5~1 寸。

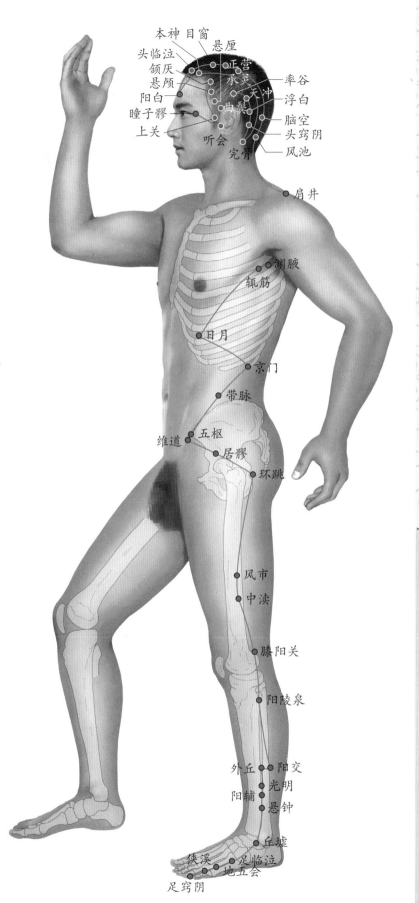

本神　目窗
头临泣　　悬厘
颔厌　　正营
承灵
悬颅
阳白　　　曲鬓
瞳子髎
上关
听会
完骨
率谷
天冲　　浮白
脑空
头窍阴
风池

肩井

渊腋
辄筋

日月

京门

带脉

维道　五枢
居髎
环跳

风市

中渎

膝阳关

阳陵泉

外丘　阳交
阳辅　光明
悬钟

丘墟
侠溪　足临泣
地五会
足窍阴

第十一章

足少阳胆经（GB.）

足少阳胆经起于眼睛外侧的瞳子髎穴，经耳后、颈、腿部外侧，止于第四趾外侧的足窍阴穴。本经一侧44穴，左右两侧共88穴。

●胆经主治病症：①头痛、耳鸣、耳聋、咽喉肿痛、眼睑瞤动、鼻塞等头面五官疾病。②眩晕、小儿惊痫、中风昏迷等神经精神系统疾病。③疝气、黄疸等肝胆病。④颈项强痛、胸胁痛、下肢痿痹等经脉循行经过部位的疾患。

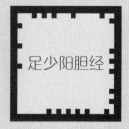

足少阳胆经

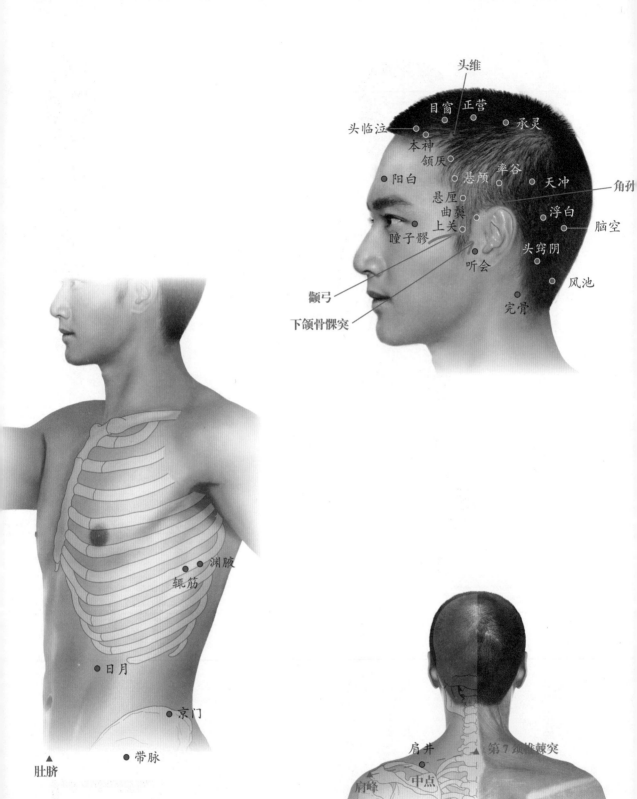

头维

目窗　正营

头临泣　　　　　　　承灵

本神

颔厌　　　率谷

阳白　　悬颅　　　天冲　　　角孙

悬厘　　　　　　浮白

曲鬓　　　　　　　脑空

上关

瞳子髎　　　　头窍阴

听会　　　　风池

颧弓

完骨

下颌骨髁突

渊腋

辄筋

日月

京门

带脉

肚脐

肩井　　▲第 7 颈椎棘突

肩峰　　中点

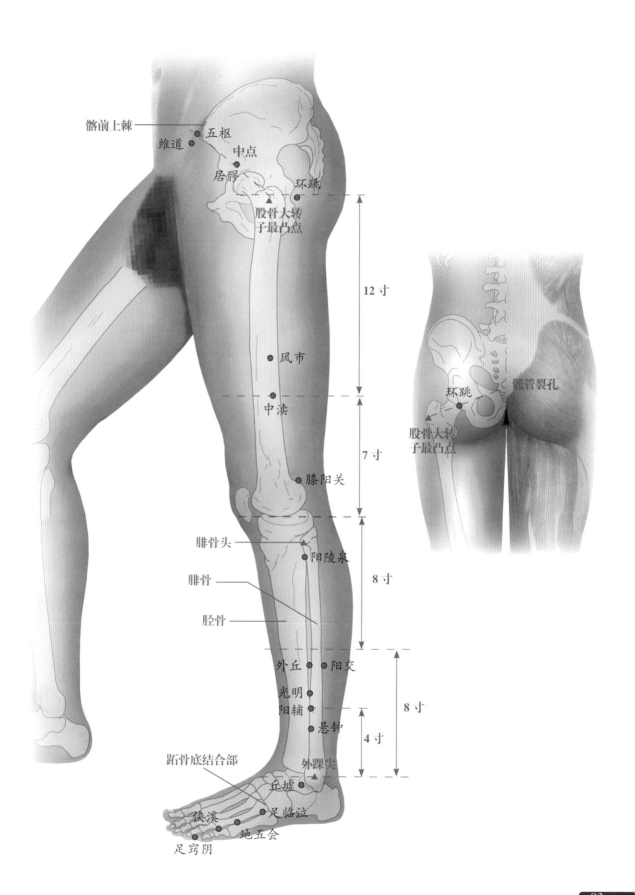

髂前上棘
五枢
维道
中点
居髎
环跳
股骨大转子最凸点

12寸

风市

中渎

7寸

膝阳关

腓骨头
阳陵泉

腓骨
胫骨

8寸

外丘
阳交
光明
阳辅
悬钟

8寸

4寸

跖骨底结合部
外踝尖
丘墟
足临泣
侠溪
地五会
足窍阴

环跳
骶管裂孔
股骨大转子最凸点

瞳子髎 （GB1）

【定位】在面部，目外眦外侧 0.5 寸凹陷中。

【主治】目赤肿痛、目翳、头痛。

【操作】平刺 0.3~0.5 寸，或三棱针点刺出血。

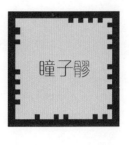

听会 （GB2）

【定位】在面部，耳屏间切迹与下颌骨髁突之间的凹陷中。

【主治】耳鸣、耳聋、颞颌关节炎。

【操作】张口，平刺 0.5~1 寸；可灸。

●快速定位　张口，耳屏间切迹前方的凹陷中。

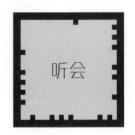

上关 （GB3）

【定位】在面部，颧弓上缘中央凹陷中。

【主治】耳鸣、耳聋、偏头痛、面痛。

【操作】直刺 0.5~1 寸；可灸。

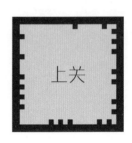

颔厌 （GB4）

【定位】在头部，从头维至曲鬓的弧形连线（其弧度与鬓发弧度相应）的上 1/4 与下 3/4 交点处。

【主治】偏头痛、眩晕、癫痫、中风后遗症。

【操作】平刺 0.3~0.5 寸；可灸。

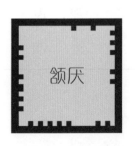

悬颅 （GB5）

【定位】在头部，从头维至曲鬓的弧形连线（其弧度与鬓发弧度相应）的中点处。

【主治】偏头痛、目赤肿痛、中风后遗症。

【操作】平刺 0.5~0.8 寸；可灸。

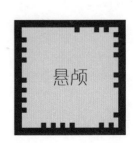

悬厘 （GB6）

【定 位】在头部，从头维至曲鬓的弧形连线（其弧度与鬓发弧度相应）的上 3/4 与下 1/4 交点处。

【主 治】偏头痛、目赤肿痛、中风后遗症。

【操 作】平刺 0.5~0.8 寸；可灸。

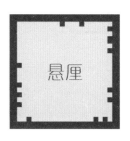

曲鬓 （GB7）

【定 位】在头部，耳前鬓角发际后缘与耳尖水平线的交点处。

【主 治】偏头痛、目赤肿痛、中风后遗症。

【操 作】平刺 0.5~0.8 寸；可灸。

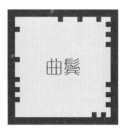

率谷 （GB8）

【定 位】在头部，耳尖直上入发际 1.5 寸。

【主 治】头痛、眩晕、耳鸣、耳聋。

【操 作】平刺 0.5~1 寸；可灸。

●快速定位　角孙直上，入发际 1.5 寸。咀嚼时，以手按之有肌肉鼓动。

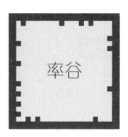

天冲 （GB9）

【定 位】在头部，耳根后缘直上，入发际 2 寸。

【主 治】头痛、耳鸣、耳聋、癫痫。

【操 作】平刺 0.5~0.8 寸；可灸。

●快速定位　率谷之后 0.5 寸。

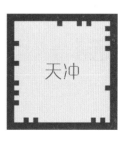

浮白 （GB10）

【定 位】在头部，耳后乳突的后上方，从天冲至完骨的弧形连线（其弧度与耳廓弧度相应）的上 1/3 与下 2/3 交点处。

【主 治】头痛、耳鸣、耳聋、目痛。

【操 作】平刺 0.5~0.8 寸；可灸。

●快速定位　侧头部，耳尖后方，入发际 1 寸。

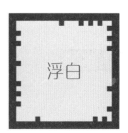

头窍阴 （GB11）

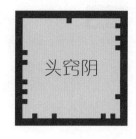

【定位】在头部，耳后乳突的后上方，从天冲至完骨的弧形连线（其弧度与耳廓弧度相应）的上 2/3 与下 1/3 交点处。

【主治】耳鸣、耳聋、头痛、眩晕。

【操作】平刺 0.5~0.8 寸；可灸。

完骨 （GB12）

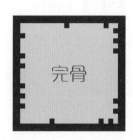

【定位】在头部，耳后乳突的后下方凹陷中。

【主治】头痛、颈项强痛、失眠、吞咽障碍。

【操作】平刺 0.5~0.8 寸；可灸。

本神 （GB13）

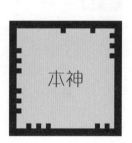

【定位】在头部，前发际上 0.5 寸，头正中线旁开 3 寸。

【主治】头痛、眩晕、目赤肿痛、癫痫。

【操作】平刺 0.5~0.8 寸；可灸。

阳白 （GB14）

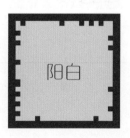

【定位】在头部，眉上 1 寸，瞳孔直上。

【主治】头痛、眩晕、视物模糊、目痛、眼睑下垂、面瘫、眼睑𥆧动。

【操作】平刺 0.5~0.8 寸；可灸。

头临泣 （GB15）

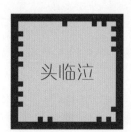

【定位】在头部，前发际上 0.5 寸，瞳孔直上。

【主治】头痛、眩晕、癫痫。

【操作】平刺 0.5~0.8 寸；可灸。

目窗（GB16）

【定位】在头部，前发际上 1.5 寸，瞳孔直上。

【主治】目赤肿痛、视物模糊、头痛、眩晕。

【操作】平刺 0.5~0.8 寸；可灸。

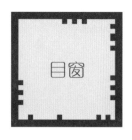

正营（GB17）

【定位】在头部，前发际上 2.5 寸，瞳孔直上。

【主治】头痛、眩晕。

【操作】平刺 0.5~0.8 寸；可灸。

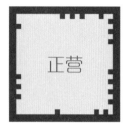

承灵（GB18）

【定位】在头部，前发际上 4 寸，瞳孔直上。

【主治】头痛、眩晕、目痛。

【操作】平刺 0.5~0.8 寸；可灸。

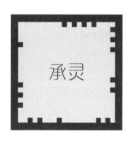

脑空（GB19）

【定位】在头部，横平枕外隆凸的上缘，风池直上。

【主治】头痛、目眩、颈项强痛、癫狂、癫痫。

【操作】平刺 0.3~0.5 寸；可灸。

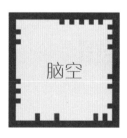

风池（GB20）

【定位】在颈后区，枕骨之下，胸锁乳突肌上端与斜方肌上端之间的凹陷中。

【主治】头痛、眩晕、失眠、癫痫、中风、感冒、颈项强痛。

【操作】针尖微下，向鼻尖斜刺 0.8~1.2 寸，或平刺透风府穴，深部为延髓，必须严格掌握针刺角度与深度；可灸。

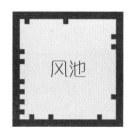

肩井 （GB21）

【定位】在肩胛区，第 7 颈椎棘突与肩峰最外侧点连线的中点。

【主治】颈项强痛、肩背疼痛、上肢不遂。

【操作】直刺 0.5~0.8 寸，深部正当肺尖，不可深刺，孕妇禁针；可灸。

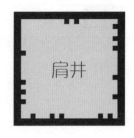

渊腋 （GB22）

【定位】在胸外侧区，第 4 肋间隙中，在腋中线上。

【主治】胸痛、胁痛、上肢痹痛。

【操作】斜刺或平刺 0.5~0.8 寸，不可深刺，以免伤及内部重要脏器。

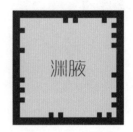

辄筋 （GB23）

【定位】在胸外侧区，第 4 肋间隙中，腋中线前 1 寸。

【主治】胸满、胁痛、呕吐、吞酸、气喘。

【操作】斜刺或平刺 0.5~0.8 寸，不可深刺，以免伤及内部重要脏器。

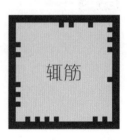

日月 （GB24）

【定位】在胸部，第 7 肋间隙，前正中线旁开 4 寸。

【主治】黄疸、呕吐、吞酸、呃逆、胃脘痛、胁肋胀痛。

【操作】斜刺或平刺 0.5~0.8 寸，不可深刺，以免伤及内部重要脏器；可灸。

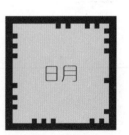

京门 （GB25）

【定位】在上腹部，第 12 肋骨游离端的下际。

【主治】小便不利、水肿、腹胀、泄泻、肠鸣、腰痛、胁痛。

【操作】直刺 0.3~0.5 寸，不可深刺，以免伤及内部重要脏器；可灸。

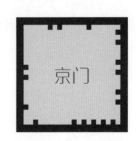

带脉 （GB26）

【定位】在侧腹部，第 11 肋骨游离端垂线与脐水平线的交点上。

【主治】带下、月经不调、疝气、小腹痛、胁痛、腰痛。

【操作】直刺 1~1.5 寸；可灸。

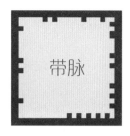

五枢 （GB27）

【定位】在下腹部，横平脐下 3 寸，髂前上棘内侧。

【主治】腹痛、便秘、带下、月经不调、疝气。

【操作】直刺 1~1.5 寸；可灸。

●快速定位　带脉下 3 寸处。

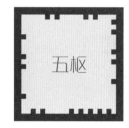

维道 （GB28）

【定位】在下腹部，髂前上棘内下 0.5 寸。

【主治】少腹痛、便秘、肠痛、月经不调、疝气。

【操作】直刺或向前下方斜刺 1~1.5 寸；可灸。

●快速定位　五枢内下 0.5 寸。

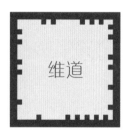

居髎 （GB29）

【定位】在臀区，髂前上棘与股骨大转子最凸点连线的中点处。

【主治】腰痛、下肢痿痹、疝气。

【操作】直刺 1~1.5 寸；可灸。

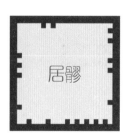

环跳 （GB30）

【定位】在臀区，股骨大转子最凸点与骶管裂孔连线的外 1/3 与内 2/3 交点处。

【主治】下肢痿痹、半身不遂、腰腿痛。

【操作】直刺 2~3 寸；可灸。

●快速定位　侧卧，伸小腿，大腿屈髋屈膝取穴。

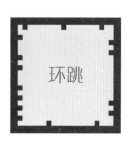

风市 （GB31）

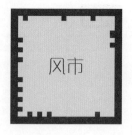

【定位】在股部，直立垂手，掌心贴于大腿时，中指尖所指凹陷中，髂胫束（大腿外侧的筋膜）后缘。

【主治】下肢痿痹、全身瘙痒、腰腿痛。

【操作】直刺 1~2 寸；可灸。

●快速定位　稍屈膝，大腿稍内收提起，可显露髂胫束。

中渎 （GB32）

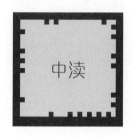

【定位】在股部，腘横纹上 7 寸，髂胫束后缘。

【主治】下肢痿痹、半身不遂、股外侧皮神经炎。

【操作】直刺 1~1.5 寸；可灸。

膝阳关 （GB33）

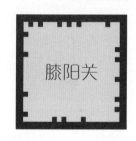

【定位】在膝部，股骨外上髁后上缘，股二头肌腱与髂胫束之间的凹陷中。

【主治】半身不遂、膝髌肿痛挛急、小腿麻木。

【操作】直刺 0.8~1 寸。

阳陵泉 （GB34）

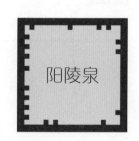

【定位】在小腿外侧，腓骨头前下方凹陷中。

【主治】下肢痿痹、膝髌肿痛、胆囊炎、偏头痛。

【操作】直刺 1~1.5 寸；可灸。

阳交 （GB35）

【定位】在小腿外侧，外踝尖上 7 寸，腓骨后缘。

【主治】下肢痿痹。

【操作】直刺 1~1.5 寸；可灸。

●快速定位　外踝尖与腘横纹外侧端连线中点下 1 寸，外丘后。

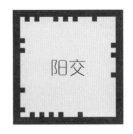

外丘 （GB36）

【定位】在小腿外侧，外踝尖上 7 寸，腓骨前缘。

【主治】下肢痿痹。

【操作】直刺 1~1.5 寸；可灸。

●快速定位　外踝尖与腘横纹外侧端连线中点下 1 寸，阳交前。

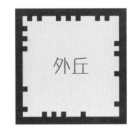

光明 （GB37）

【定位】在小腿外侧，外踝尖上 5 寸，腓骨前缘。

【主治】目痛、夜盲、目视不明、近视、干眼症。

【操作】直刺 1~1.5 寸；可灸。

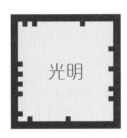

阳辅 （GB38）

【定位】在小腿外侧，外踝尖上 4 寸，腓骨前缘。

【主治】下肢痿痹、胸胁胀痛。

【操作】直刺 0.8~1 寸；可灸。

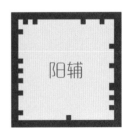

悬钟 （GB39）

【定位】在小腿外侧，外踝尖上 3 寸，腓骨前缘。

【主治】下肢痿痹、胸胁胀痛、颈项强痛、偏头痛、膝髌肿痛。

【操作】直刺 0.8~1 寸；可灸。

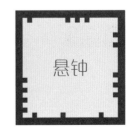

丘墟 （GB40）

【定位】在踝区，外踝的前下方，趾长伸肌腱的外侧凹陷中。

【主治】下肢痿痹、外踝肿痛、脚气、胸胁胀痛。

【操作】直刺0.5~0.8寸；可灸。

●快速定位 第2~5趾抗阻力伸展，可显现趾长伸肌腱。

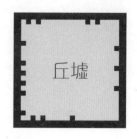

丘墟

足临泣 （GB41）

【定位】在足背，第4、5跖骨底结合部的前方，第5趾长伸肌腱外侧凹陷中。

【主治】足跗肿痛、胁肋疼痛、偏头痛、目赤肿痛。

【操作】直刺0.3~0.5寸；可灸。

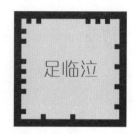

足临泣

地五会 （GB42）

【定位】在足背，第4、5跖骨间，第4跖趾关节近端凹陷中。

【主治】足跗肿痛、胁肋疼痛、头痛、目赤、耳鸣、耳聋。

【操作】直刺0.3~0.5寸；可灸。

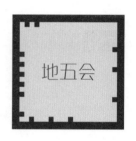

地五会

侠溪 （GB43）

【定位】在足背，第4、5趾间，趾蹼缘后方赤白肉际处。

【主治】头痛、眩晕、目赤肿痛、耳鸣、耳聋、胸胁疼痛、乳痈。

【操作】直刺0.3~0.5寸；可灸。

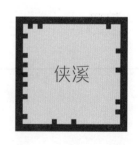

侠溪

足窍阴 （GB44）

【定位】在足趾，第4趾末节外侧，趾甲根角侧后方0.1寸（指寸）。

【主治】足肿痛、胁痛、目赤肿痛、耳鸣、耳聋、头痛、失眠。

【操作】浅刺0.1寸，或点刺出血；可灸。

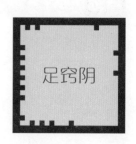

足窍阴

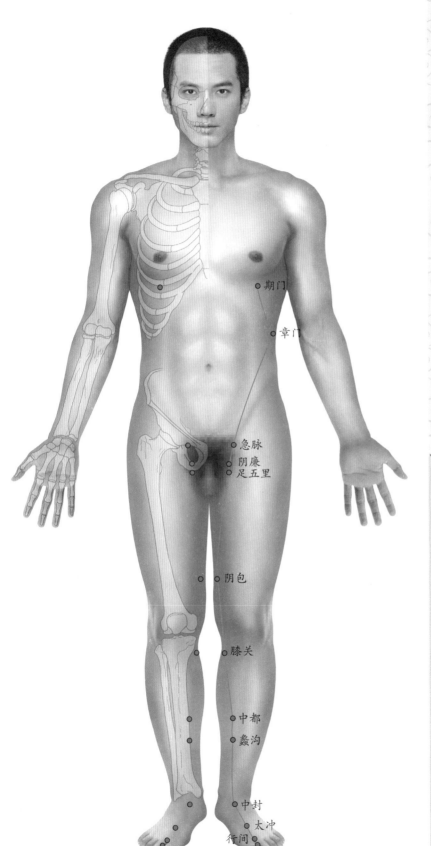

- 期门
- 章门
- 急脉
- 阴廉
- 足五里
- 阴包
- 膝关
- 中都
- 蠡沟
- 中封
- 太冲
- 行间
- 大敦

足厥阴肝经起于脚拇趾外侧的大敦穴，沿腿部内侧往上，经腹部，止于乳房下方的期门穴。本经一侧14穴，左右两侧共28穴。

●肝经主治病症：①偏头痛、咽喉肿痛、面颊肿、眼睑眴动等头面五官疾病。②郁闷、急躁易怒等不良情绪。③中风、癫痫等神经系统疾病。④少腹、前阴疼痛等经脉循行经过部位的疾患。

本经腧穴还可治疗月经不调、崩漏、带下等妇科疾病。

足厥阴肝经

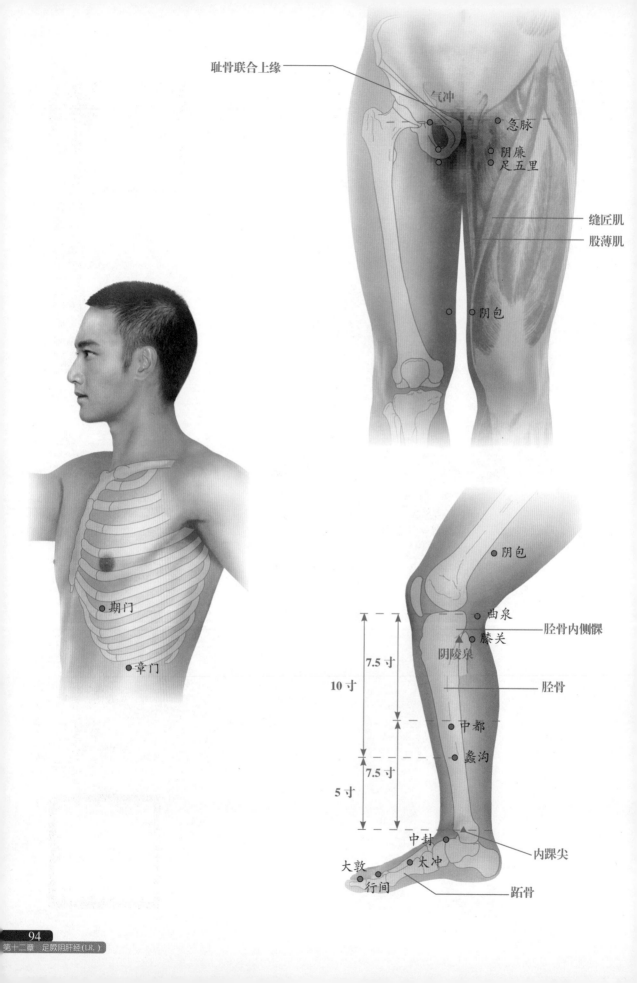

耻骨联合上缘

气冲

急脉

阴廉
足五里

缝匠肌

股薄肌

阴包

期门

章门

阴包

曲泉

膝关

胫骨内侧髁

阴陵泉

胫骨

中都

蠡沟

7.5 寸

10 寸

7.5 寸

5 寸

中封

内踝尖

大敦

太冲

行间

跖骨

大敦 （LR1）

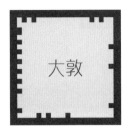

【定位】在足趾，大趾末节外侧，趾甲根角侧后方0.1寸（指寸）。

【主治】遗尿、癃闭、经闭、月经不调、疝气、癫痫。

【操作】斜刺0.1~0.2寸，或点刺出血；可灸。

行间 （LR2）

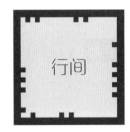

【定位】在足背，第1、2趾间，趾蹼缘后方赤白肉际处。

【主治】头痛、目眩、目赤肿痛、月经不调、痛经、小便不利、中风、癫痫、胁肋疼痛、急躁易怒、黄疸。

【操作】直刺0.5~0.8寸；可灸。

太冲 （LR3）

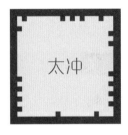

【定位】在足背，第1、2跖骨间，跖骨底结合部前方凹陷中，或触及动脉搏动。

【主治】头痛、目眩、目赤肿痛、耳鸣耳聋、呃逆、月经不调、崩漏、痛经、小便不利、中风、癫痫、胁肋疼痛、急躁易怒、黄疸、下肢痿痹、失眠。

【操作】直刺0.5~0.8寸；可灸。

●快速定位　从第1、2跖骨间向后推移至足背部的凹陷中取穴。

中封 （LR4）

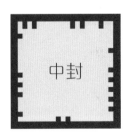

【定位】在踝区，内踝前，胫骨前肌肌腱的内侧凹陷中。

【主治】腹痛、小便不利、疝气、下肢痿痹、足踝肿痛。

【操作】直刺0.5~0.8寸；可灸。

蠡沟 （LR5）

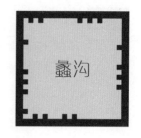

【定位】在小腿内侧，内踝尖上 5 寸，胫骨内侧面的中央。

【主治】睾丸肿痛、外阴瘙痒、小便不利、遗尿、月经不调、足胫肿痛。

【操作】平刺 0.5~0.8 寸；可灸。

●快速定位　髌尖与内踝尖连线的上 2/3 与下 1/3 交点，胫骨内侧面中央取穴。

中都 （LR6）

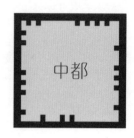

【定位】在小腿内侧，内踝尖上 7 寸，胫骨内侧面的中央。

【主治】疝气、崩漏、腹痛腹泻、胁痛、下肢痿痹。

【操作】平刺 0.5~0.8 寸；可灸。

●快速定位　髌尖与内踝尖连线中点下 0.5 寸，胫骨内侧面的中央。

膝关 （LR7）

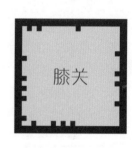

【定位】在膝部，胫骨内侧髁的下方，阴陵泉后 1 寸。

【主治】膝股疼痛、下肢痿痹。

【操作】直刺 1~1.5 寸；可灸。

曲泉 （LR8）

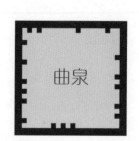

【定位】在膝部，腘横纹内侧端，半腱肌肌腱内缘凹陷中。

【主治】小腹痛、小便不利、淋证、癃闭、月经不调、痛经、阴痒、遗精、阳痿、膝股疼痛。

【操作】直刺 1~1.5 寸；可灸。

●快速定位　屈膝，在膝内侧横纹端最明显的肌腱内侧凹陷中取穴。

阴包 （LR9）

【定位】在股前区，髌底上4寸，股薄肌与缝匠肌之间。

【主治】月经不调、遗尿、小便不利、腰骶痛。

【操作】直刺1~1.5寸；可灸。

●快速定位　下肢稍屈，稍外展，略提起，显露出明显的缝匠肌，在其后缘取穴。

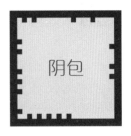

足五里 （LR10）

【定位】在股前区，气冲直下3寸，动脉搏动处。

【主治】小便不利、小腹胀痛、遗尿、阴囊湿痒、睾丸肿痛。

【操作】直刺1~1.5寸；可灸。

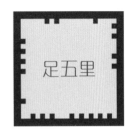

阴廉 （LR11）

【定位】在股前区，气冲直下2寸。

【主治】月经不调、带下、小腹胀痛。

【操作】直刺1~1.5寸；可灸。

●快速定位　稍屈髋，屈膝，外展，大腿抗阻力内收时显露出长收肌，在其外缘取穴。

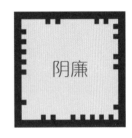

急脉 （LR12）

【定位】在腹股沟区，横平耻骨联合上缘，前正中线旁开2.5寸。

【主治】疝气、少腹痛、外阴肿痛。

【操作】避开动脉，直刺0.5~0.8寸；可灸。

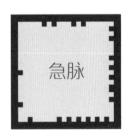

章门 （LR13）

【定位】在侧腹部，在第11肋游离端的下际。

【主治】腹胀、泄泻、胁痛、黄疸。

【操作】斜刺0.5~0.8寸；可灸。

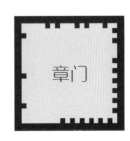

期门 （LR14）

【定位】在胸部，第 6 肋间隙，前正中线旁开 4 寸。

【主治】胸胁胀痛、腹胀、呃逆、乳腺炎、郁闷。

【操作】斜刺或平刺 0.5~0.8 寸；可灸。

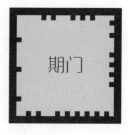

期门

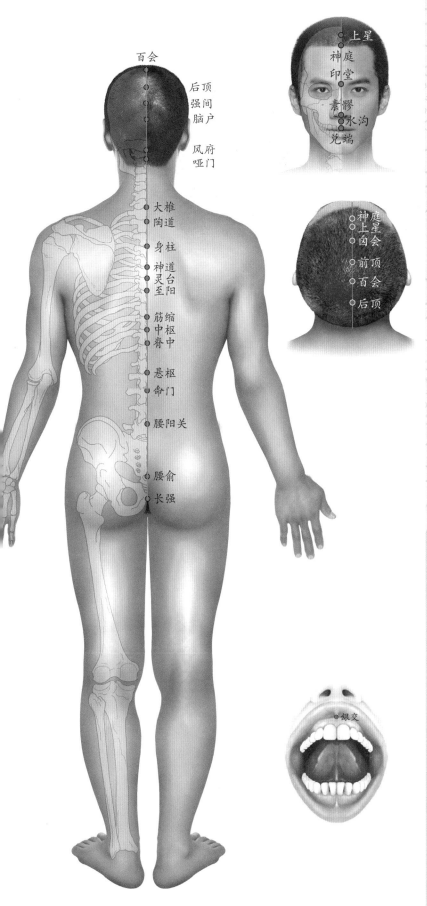

百会
后顶
强间
脑户
风府
哑门

大椎
陶道
柱身
道台阳
神灵至
筋缩枢中
中脊
悬枢
命门
腰阳关
腰俞
长强

上星
神庭
印堂
素髎
水沟
兑端

神庭星会
上囟
前顶
百会
后顶

龈交

督脉起于腹部内，下出于会阴部，向后行于脊柱内部，上至头顶，沿前额下行鼻柱。起止穴分别为长强穴和龈交穴，本经共29穴。

●督脉主治病症：①眩晕、耳鸣、失眠、癫痫、痴呆等神经精神系统疾病。②头项、背、腰骶等局部疾患及经脉循行所过部位的内脏疾病。③发热、中暑、流行性感冒等热病。

本经部分腧穴有强身健体作用，可用于日常保健。

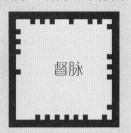

督脉

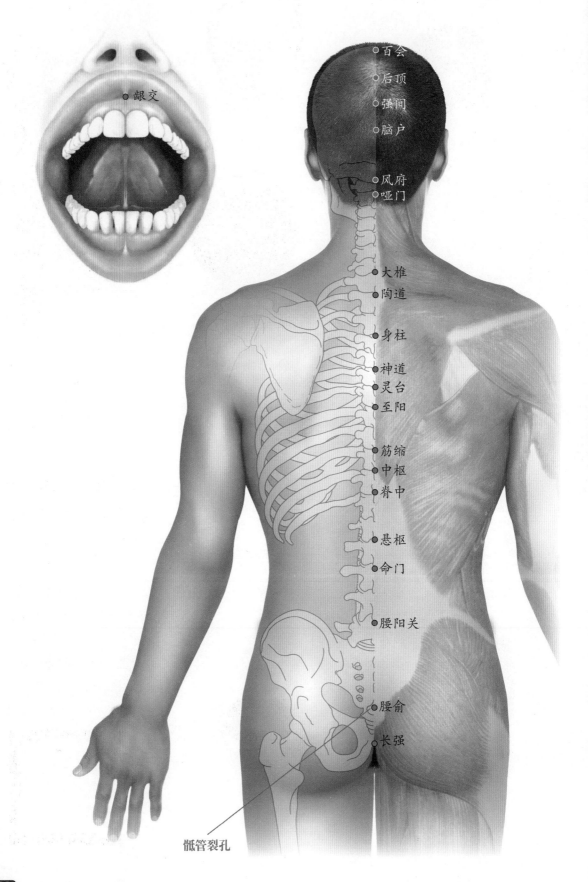

龈交

百会
后顶
强间
脑户
风府
哑门

大椎
陶道

身柱
神道
灵台
至阳

筋缩
中枢
脊中

悬枢
命门

腰阳关

腰俞
长强

骶管裂孔

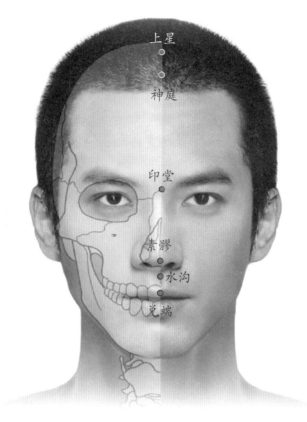

上星

神庭

印堂

素髎

水沟

兑端

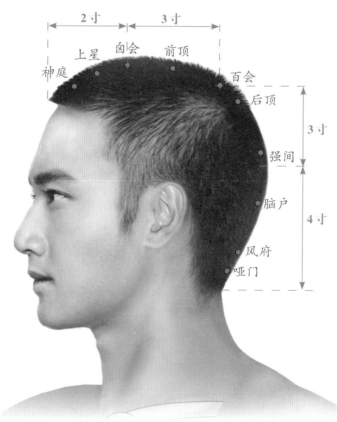

2寸　　　3寸

神庭　上星　囟会　前顶　百会

后顶

强间　　3寸

脑户

风府　　4寸

哑门

长强 （GV1）

【定位】在会阴部，尾骨下方，尾骨端与肛门连线的中点处。

【主治】脱肛、泄泻、便秘、癫狂、腰骶痛、小儿痴呆。

【操作】斜刺，针尖向上与骶骨平行刺入0.5~1寸，不得刺穿直肠，以防感染；不灸。

腰俞 （GV2）

【定位】在骶区，正对骶管裂孔，后正中线上。

【主治】腰脊疼痛、下肢痿痹、月经不调、脱肛、便秘、癫痫。

【操作】向上斜刺0.5~1寸；可灸。

●快速定位　臀裂正上方的小凹陷即骶管裂孔。

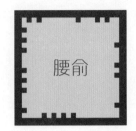

腰阳关 （GV3）

【定位】在脊柱区，第4腰椎棘突下凹陷中，后正中线上。

【主治】腰脊疼痛、下肢痿痹、月经不调、带下、遗精、阳痿。

【操作】向上微斜刺0.6~1寸；可灸。

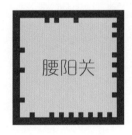

命门 （GV4）

【定位】在脊柱区，第2腰椎棘突下凹陷中，后正中线上。

【主治】腰痛、下肢痿痹、遗精、阳痿、月经不调、带下、遗尿、尿频、泄泻。

【操作】向上斜刺0.5~1寸；可灸。

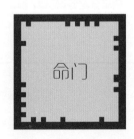

悬枢 （GV5）

【定位】在脊柱区，第1腰椎棘突下凹陷中，后正中线上。

【主治】腹痛、泄泻、肠鸣、腰脊强痛。

【操作】向上微斜刺 0.5~1 寸；可灸。

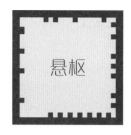

脊中 （GV6）

【定位】在脊柱区，第11胸椎棘突下凹陷中，后正中线上。

【主治】泄泻、脱肛、黄疸、小儿疳积、癫痫、腰脊强痛。

【操作】向上微斜刺 0.5~1 寸。

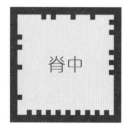

中枢 （GV7）

【定位】在脊柱区，第10胸椎棘突下凹陷中，后正中线上。

【主治】呕吐、腹满、黄疸、腰背疼痛。

【操作】向上微斜刺 0.5~1 寸。

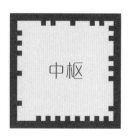

筋缩 （GV8）

【定位】在脊柱区，第9胸椎棘突下凹陷中，后正中线上。

【主治】脊强、癫痫、抽搐、胃痛。

【操作】向上微斜刺 0.5~1 寸；可灸。

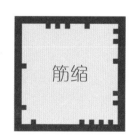

至阳 （GV9）

【定位】在脊柱区，第7胸椎棘突下凹陷中，后正中线上。

【主治】黄疸、胸胁胀痛、身热、咳嗽、气喘、脊背强痛。

【操作】向上微斜刺 0.5~1 寸；可灸。

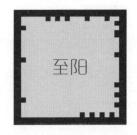

灵台 （GV10）

【定位】在脊柱区，第6胸椎棘突下凹陷中，后正中线上。

【主治】咳嗽、气喘、胃痛、脊背强痛。

【操作】向上斜刺 0.5~1 寸；可灸。

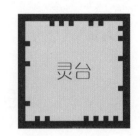

神道 （GV11）

【定位】在脊柱区，第5胸椎棘突下凹陷中，后正中线上。

【主治】心悸、健忘、小儿惊痫、咳喘、脊背强痛。

【操作】向上微斜刺 0.5~1 寸；可灸。

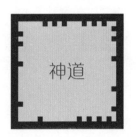

身柱 （GV12）

【定位】在脊柱区，第3胸椎棘突下凹陷中，后正中线上。

【主治】咳嗽、气喘、身热、癫痫、脊背强痛。

【操作】向上微斜刺 0.5~1 寸；可灸。

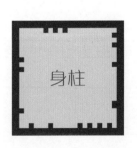

陶道 （GV13）

【定位】在脊柱区，第1胸椎棘突下凹陷中，后正中线上。

【主治】热病、骨蒸潮热（形容发热自骨髓透发而出）、头痛、脊强、癫狂。

【操作】向上微斜刺 0.5~1 寸；可灸。

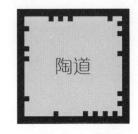

大椎 (GV14)

【定位】在脊柱区，第 7 颈椎棘突下凹陷中，后正中线上。

【主治】热病、骨蒸盗汗、咳嗽、气喘、癫痫、小儿惊风、感冒、胃寒、风疹、头项强痛、体虚怕冷。

【操作】直刺 0.5~1 寸；可灸。

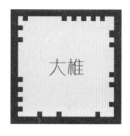

哑门 (GV15)

【定位】在颈后区，第 2 颈椎棘突上际凹陷中，后正中线上。

【主治】暴暗、舌强不语、癫狂、头痛、项强、中风。

【操作】直刺或向下斜刺 0.5~1 寸，不可向上斜刺或深刺。因为深部接近延髓，必须严格掌握针刺的角度和深度。

●快速定位　后发际正中直上 0.5 寸。

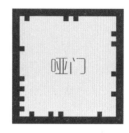

风府 (GV16)

【定位】在颈后区，枕外隆凸直下，两侧斜方肌之间凹陷中。

【主治】头痛、眩晕、项强、中风不语、半身不遂、癫狂、目痛、咽喉肿痛。

【操作】直刺或向下斜刺 0.5~1 寸，不可深刺，以免伤及深部延髓。

●快速定位　正坐，头稍仰，使项部斜方肌松弛，从项后发际正中上推至枕骨而止即是本穴。

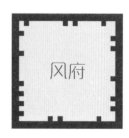

脑户 (GV17)

【定位】在头部，枕外隆凸的上缘凹陷中。

【主治】头痛、项强、目眩、癫狂。

【操作】平刺 0.5~0.8 寸；可灸。

●快速定位　后正中线与枕外隆凸上缘交点处的凹陷中。

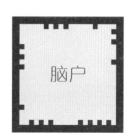

强间（GV18）

【定位】在头部，后发际正中直上 4 寸。

【主治】头痛、项强、目眩、癫狂、失眠。

【操作】平刺 0.5~0.8 寸；可灸。

●快速定位　脑户直上 1.5 寸凹陷中。

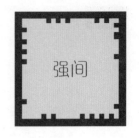

后顶（GV19）

【定位】在头部，后发际正中直上 5.5 寸。

【主治】头痛、项强、眩晕、癫狂。

【操作】平刺 0.5~0.8 寸；可灸。

●快速定位　百会向后 1.5 寸处。

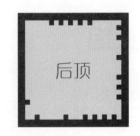

百会（GV20）

【定位】在头部，前发际正中直上 5 寸。

【主治】头痛、眩晕、中风不语、癫狂、失眠、健忘、脱肛、久泻、胃下垂。

【操作】平刺 0.5~0.8 寸；可灸。

●快速定位　折耳，两耳尖向上连线的中点。

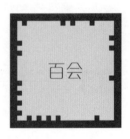

前顶（GV21）

【定位】在头部，前发际正中直上 3.5 寸。

【主治】头痛、眩晕、中风偏瘫、癫痫、目赤肿痛、鼻炎。

【操作】平刺 0.5~0.8 寸；可灸。

●快速定位　百会与囟会连线的中点。

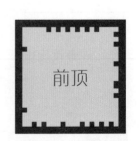

囟会（GV22）

【定位】在头部，前发际正中直上 2 寸。

【主治】头痛、眩晕、鼻炎、癫痫。

【操作】平刺 0.5~0.8 寸，小儿前囟未闭者禁针；可灸。

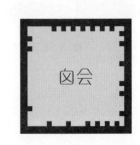

上星 （GV23）

【定位】在头部，前发际正中直上 1 寸。

【主治】鼻炎、鼻出血、目痛、头痛、眩晕、癫狂、热病。

【操作】平刺 0.5~1 寸；可灸。

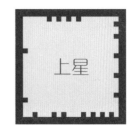

神庭 （GV24）

【定位】在头部，前发际正中直上 0.5 寸。

【主治】头痛、眩晕、失眠、癫痫、鼻炎、目痛。

【操作】平刺 0.5~0.8 寸；可灸。

●快速定位　发际不明者，眉心直上 3.5 寸处取穴。

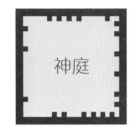

素髎 （GV25）

【定位】在面部，鼻尖的正中央。

【主治】鼻塞、鼻炎、鼻出血、目痛、惊厥、昏迷、窒息。

【操作】向上斜刺 0.3~0.5 寸，或点刺出血。

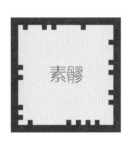

水沟 （GV26）

【定位】在面部，人中沟的上 1/3 与中 1/3 交点处。

【主治】昏迷、晕厥、中风、癫狂、抽搐、面瘫、齿痛、鼻塞、牙关紧闭、急性腰扭伤、消渴、黄疸、全身水肿。

【操作】向上斜刺 0.3~0.5 寸，或用指甲按掐。

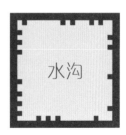

兑端 （GV27）

【定位】在面部，上唇结节的中点。

【主治】齿龈肿痛、鼻塞、鼻出血、昏厥。

【操作】向上斜刺 0.2~0.3 寸。

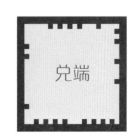

龈交（GV28）

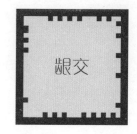

【定位】在上唇内，上唇系带与上齿龈的交点。

【主治】齿龈肿痛、鼻塞、鼻出血、癫狂、腰痛、项强。

【操作】向上斜刺 0.2~0.3 寸，或点刺出血。

印堂（GV29）

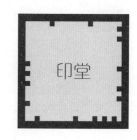

【定位】在头部，两眉毛内侧端中间的凹陷中。

【主治】头痛、眩晕、失眠、小儿惊风、鼻塞、鼻炎、眉棱骨痛、目痛。

【操作】提捏局部皮肤，平刺 0.3~0.5 寸，或用三棱针点刺出血；可灸。

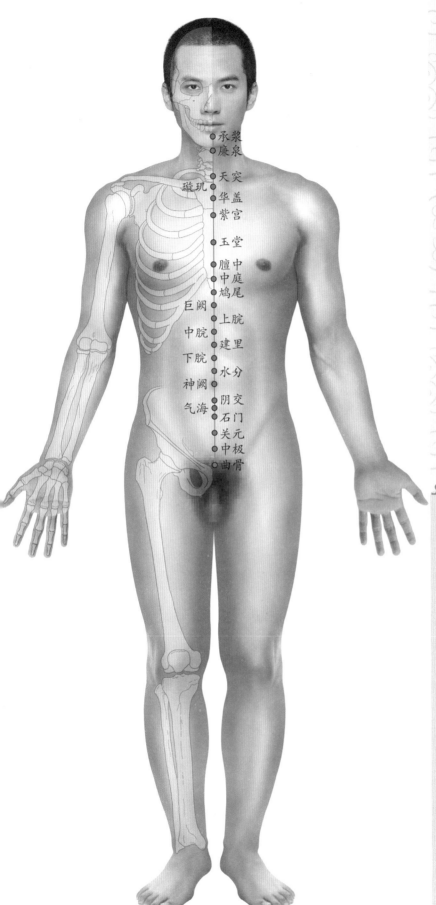

承浆
廉泉
天突
璇玑
华盖
紫宫
玉堂
中庭
膻中
鸠尾
巨阙
上脘
中脘
建里
下脘
水分
神阙
阴交
气海
石门
关元
中极
曲骨

第十四章

任脉（CV.）

任脉起于小腹内，下出会阴，沿着腹部正中线到达咽喉部，再上行环绕口唇，经过面部，进入眼眶下，起止穴分别为会阴穴和承浆穴。

● **任脉主治病症：**①遗精、阳痿、早泄、遗尿等泌尿生殖系统疾病。②头面、咽喉、颈、胸、胃脘等局部疾患和经脉循行所过部位的内脏疾病。

本经部分腧穴有强身健体作用，可用于日常保健，治疗月经不调、带下、不孕等妇科疾病。

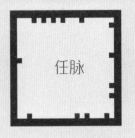

任脉

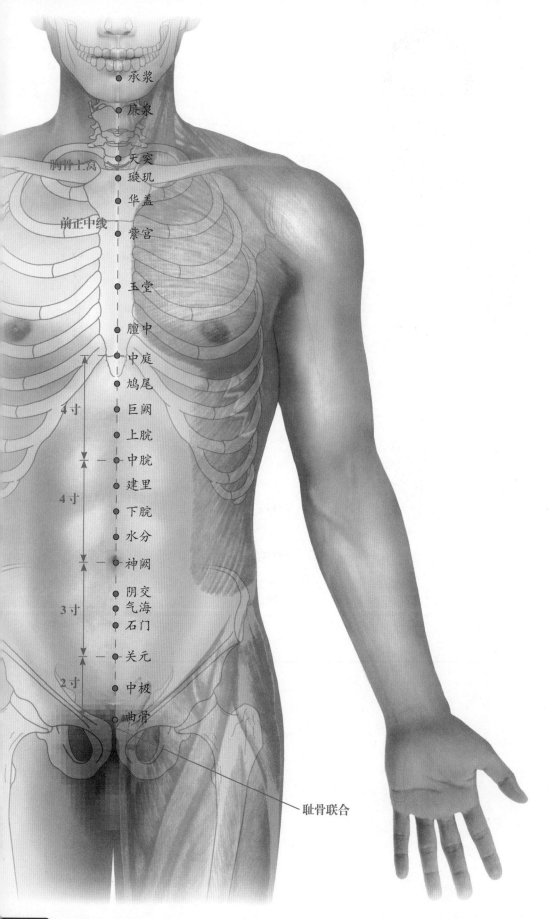

承浆

廉泉

天突
胸骨上窝
璇玑

华盖
前正中线
紫宫

玉堂

膻中

中庭

鸠尾

4寸   巨阙

上脘

中脘

建里

4寸   下脘

水分

神阙

阴交

3寸   气海

石门

关元

2寸   中极

曲骨

耻骨联合

会阴 （CV1）

【定位】在会阴区，男性在阴囊根部与肛门连接的中点，女性在大阴唇后联合与肛门连线的中点。

【主治】小便不利、阴痛、痔疾、遗精、月经不调、癫狂、昏迷。

【操作】直刺 0.5~1 寸；可灸。孕妇慎用。

●快速定位　胸膝位或侧卧位，在前后二阴中间。

曲骨 （CV2）

【定位】在下腹部，耻骨联合上缘，前正中线上。

【主治】月经不调、痛经、带下、小便不利、遗尿、遗精、阳痿、阴囊湿疹。

【操作】直刺 0.5~1 寸，内为膀胱，应在排尿后进行针刺；可灸。孕妇慎用。

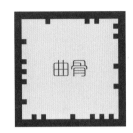

中极 （CV3）

【定位】在下腹部，脐中下 4 寸，前正中线上。

【主治】癃闭、遗尿、尿频、月经不调、带下、痛经、崩漏、遗精、阳痿、疝气。

【操作】直刺 0.5~1 寸；可灸。孕妇慎用。

关元 （CV4）

【定位】在下腹部，脐中下 3 寸，前正中线上。

【主治】体虚、中风昏迷、眩晕、阳痿、遗精、月经不调、痛经、闭经、不孕、遗尿、小便频数、癃闭、疝气、腹痛、泄泻。

【操作】直刺 1~2 寸；可灸。孕妇慎用。

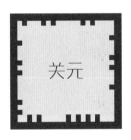

石门 （CV5）

【定位】在下腹部，脐中下 2 寸，前正中线上。

【主治】小便不利、遗精、阳痿、带下、崩漏、产后恶露不尽、腹痛、腹胀、水肿、泄泻。

【操作】直刺 1~2 寸；可灸。孕妇慎用。

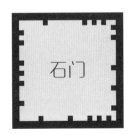

气海 （CV6）

【定位】在下腹部，脐中下 1.5 寸，前正中线上。

【主治】腹痛、泄泻、便秘、遗尿、遗精、阳痿、月经不调、带下、闭经、崩漏、体虚、中风脱证。

【操作】直刺 1~2 寸；可灸。孕妇慎用。

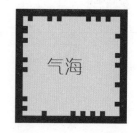

阴交 （CV7）

【定位】在下腹部，脐中下 1 寸，前正中线上。

【主治】腹痛、水肿、泄泻、月经不调、带下、疝气。

【操作】直刺 1~2 寸；可灸。孕妇慎用。

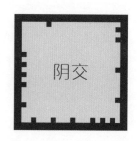

神阙 （CV8）

【定位】在脐区，脐中央。

【主治】腹痛、久泻、脱肛、水肿、虚脱。

【操作】因消毒不便，故一般不针，多用艾条或艾炷隔盐灸。

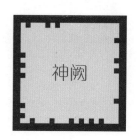

水分 （CV9）

【定位】在上腹部，脐中上 1 寸，前正中线上。

【主治】腹痛、泄泻、反胃吐食、水肿、腹胀、小便不利。

【操作】直刺 1~2 寸；可灸。

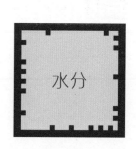

下脘 （CV10）

【定位】在上腹部，脐中上 2 寸，前正中线上。

【主治】腹痛、腹胀、消化不良、呕吐、泄泻、虚肿、消瘦。

【操作】直刺 1~2 寸；可灸。

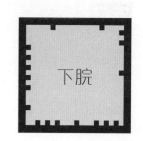

建里 （CV11）

【定位】在上腹部，脐中上 3 寸，前正中线上。

【主治】胃痛、腹胀、肠鸣、呕吐、水肿。

【操作】直刺 1~2 寸；可灸。

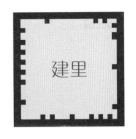

中脘 （CV12）

【定位】在上腹部，脐中上 4 寸，前正中线上。

【主治】胃痛、呕吐、腹胀、消化不良、泄泻、黄疸、咳喘痰多、失眠。

【操作】直刺 1~1.5 寸；可灸。

●快速定位　剑胸结合与脐中连线的中点处。

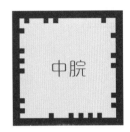

上脘 （CV13）

【定位】在上腹部，脐中上 5 寸，前正中线上。

【主治】胃痛、呕吐、腹胀、消化不良、泄泻、黄疸、癫痫。

【操作】直刺 1~1.5 寸；可灸。

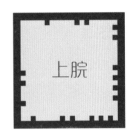

巨阙 （CV14）

【定位】在上腹部，脐中上 6 寸，前正中线上。

【主治】胃痛、吐酸、呕吐、心悸、癫狂。

【操作】向上斜刺 0.5~1 寸，不可深刺，以免损伤肝脏；可灸。

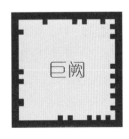

鸠尾 （CV15）

【定位】在上腹部，剑胸结合部下 1 寸，前正中线上。

【主治】胸闷、心悸、心痛、打嗝、呕吐、腹胀、癫狂。

【操作】向上斜刺 0.5~1 寸。

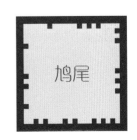

中庭 （CV16）

【定位】在胸部，剑胸结合中点处，前正中线上。

【主治】胸胁胀满、心痛、呕吐、小儿吐乳。

【操作】平刺 0.3~0.5 寸；可灸。

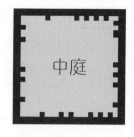

膻中 （CV17）

【定位】在胸部，横平第 4 肋间隙，前正中线上。

【主治】胸闷、气短、胸痛、心悸、咳嗽、气喘、乳汁少、乳腺炎、呕吐、呃逆。

【操作】平刺 0.3~0.5 寸；可灸。

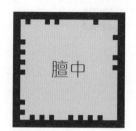

玉堂 （CV18）

【定位】在胸部，横平第 3 肋间隙，前正中线上。

【主治】胸痛、胸闷、咳嗽、气喘、呕吐。

【操作】平刺 0.3~0.5 寸；可灸。

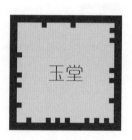

紫宫 （CV19）

【定位】在胸部，横平第 2 肋间隙，前正中线上。

【主治】咳嗽、气喘、胸痛、胸闷。

【操作】平刺 0.3~0.5 寸；可灸。

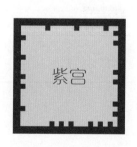

华盖 （CV20）

【定位】在胸部，横平第 1 肋间隙，前正中线上。

【主治】咳嗽、气喘、胸痛、咽喉痛。

【操作】平刺 0.3~0.5 寸；可灸。

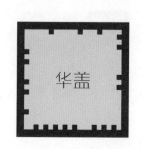

璇玑 （CV21）

【定位】在胸部，胸骨上窝下 1 寸，前正中线上。

【主治】咳嗽、气喘、胸痛、咽喉痛、胃中积滞。

【操作】平刺 0.3~0.5 寸；可灸。

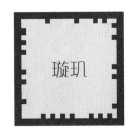

天突 （CV22）

【定位】在颈前区，胸骨上窝中央，前正中线上。

【主治】咳嗽、气喘、胸痛、咽喉痛、暴喑及梅核气（喉中异物感，吞之不下，吐之不出）和噎膈（吞咽哽噎不顺，食入即吐）。

【操作】先直刺 0.2 寸，然后将针尖转向下方，紧靠胸骨后方刺入 1~1.5 寸；可灸。

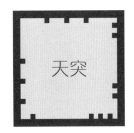

廉泉 （CV23）

【定位】在颈前区，喉结上方，舌骨上缘凹陷中，前正中线上。

【主治】舌强不语、舌下肿痛、暴喑、吞咽困难、口舌生疮、咽喉肿痛。

【操作】向舌根斜刺 0.5~0.8 寸；可灸。

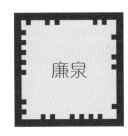

承浆 （CV24）

【定位】在面部，颏唇沟的正中凹陷处。

【主治】面瘫、齿龈肿痛、暴喑、消渴、癫痫。

【操作】斜刺 0.3~0.5 寸；可灸。

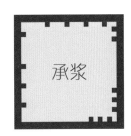

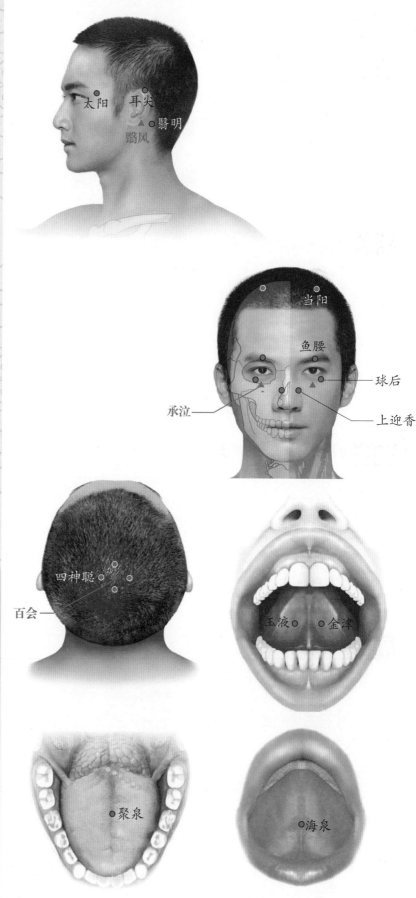

『经外奇穴』又称『奇穴』，指的是既有一定名称，又有明确位置，但尚未列入或不便列入十四经系统（十二经脉与督脉、任脉）的一类腧穴，它还包含近代发现认可的新穴。

这类腧穴的主治范围比较单纯，多数对某些病症有特殊疗效，如四缝穴治疗小儿疳积，定喘穴治疗哮喘等。

太阳　耳尖　翳明

翳风

当阳

鱼腰

球后

承泣

上迎香

四神聪

百会

玉液　金津

聚泉

海泉

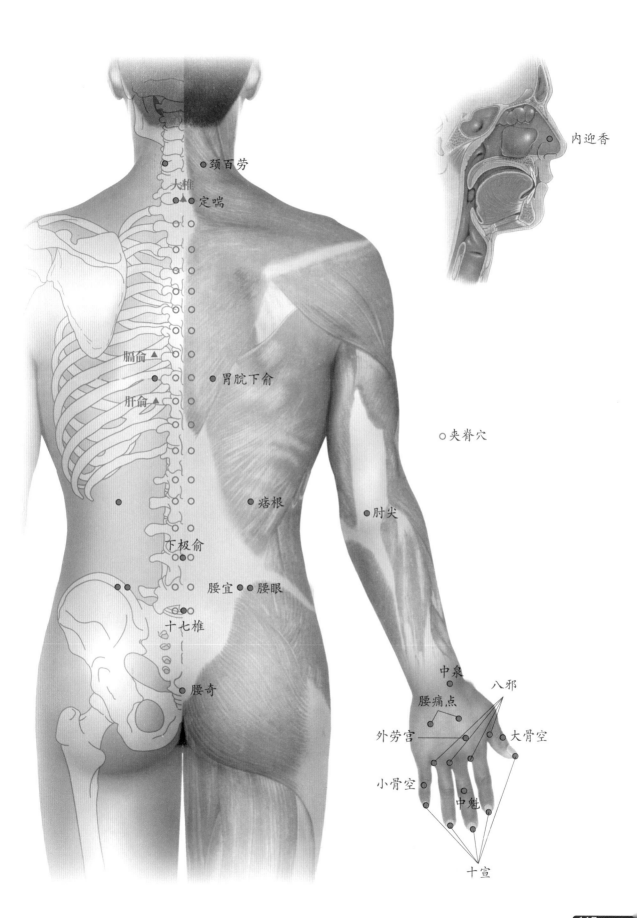

内迎香

颈百劳

大椎

●● 定喘

膈俞 ▲

肝俞 ▲

胃脘下俞

○ 夹脊穴

痞根

肘尖

下极俞

腰宜 ●● 腰眼

十七椎

腰奇

中泉

腰痛点

外劳宫

八邪

大骨空

小骨空

中魁

十宣

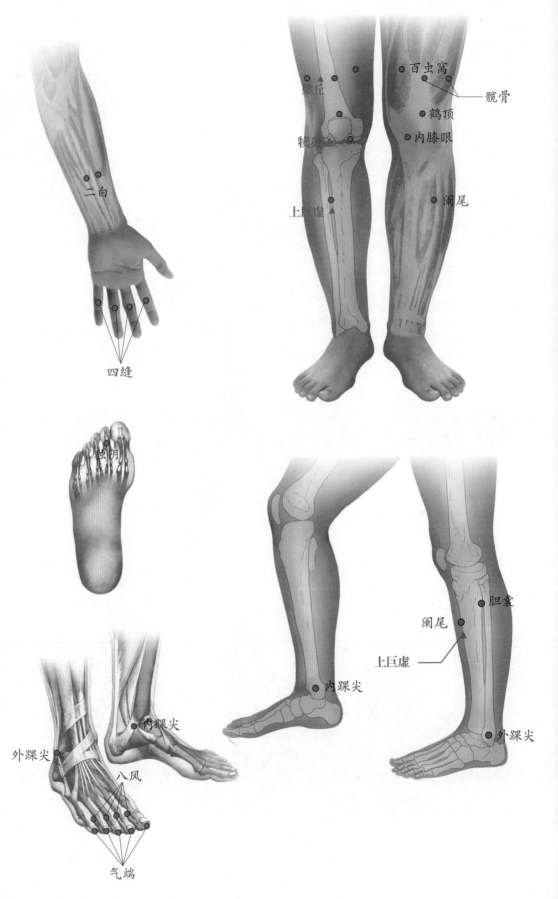

二白

四缝

百虫窝

梁丘

髋骨

鹤顶

犊鼻

内膝眼

阑尾

上巨虚

独阴

胆囊

阑尾

上巨虚

内踝尖

内踝尖

外踝尖

外踝尖

八风

气端

四神聪 （EX-HN1）

【定位】在头部，百会前后左右各旁开1寸，共4穴。

【主治】头痛、眩晕、失眠、健忘、癫痫。

【操作】平刺0.5~0.8寸；可灸。

●快速定位 后神聪在前后发际正中连线的中点处，前顶后0.5寸为前神聪。

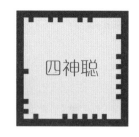

当阳 （EX-HN2）

【定位】在头部，瞳孔直上，前发际上1寸。

【主治】偏正头痛、眩晕、目赤肿痛。

【操作】沿皮刺0.3~0.5寸。

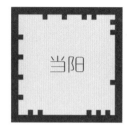

鱼腰 （EX-HN4）

【定位】在头部，瞳孔直上，眉毛中。

【主治】目赤肿痛、目翳、眼睑下垂、眼睑眴动、眉棱骨痛。

【操作】平刺0.3~0.5寸。

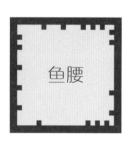

太阳 （EX-HN5）

【定位】在头部，眉梢与目外眦之间，向后约一横指的凹陷中。

【主治】头痛、目疾、齿痛、面痛、面瘫。

【操作】直刺或斜刺0.3~0.5寸，或点刺出血。

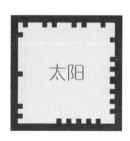

耳尖 （EX-HN6）

【定位】在耳区，在外耳轮的最高点。

【主治】目赤肿痛、目翳、睑腺炎、咽喉肿痛。

【操作】直刺0.1~0.2寸，或用三棱针点刺出血；可灸。

●快速定位　折耳向前时，耳廓上方的尖端处。

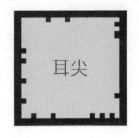

球后 （EX-HN7）

【定位】在面部，眶下缘外1/4与内3/4交界处。

【主治】目疾。

【操作】轻压眼球向上，向眶缘缓慢直刺0.5~1.5寸，不提插。

●快速定位　承泣的稍外上方。

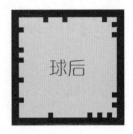

上迎香 （EX-HN8）

【定位】在面部，鼻翼软骨与鼻甲的交界处，近鼻唇沟上端处。

【主治】鼻塞、鼻炎、目赤肿痛、迎风流泪、头痛。

【操作】向内上方平刺0.3~0.5寸。

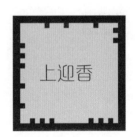

内迎香 （EX-HN9）

【定位】在鼻孔处，鼻翼软骨与鼻甲交界的黏膜处。

【主治】鼻疾、目赤肿痛。

【操作】用三棱针点刺出血。有出血体质的人忌用。

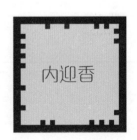

聚泉 （EX-HN10）

【定位】在口腔内，舌背正中缝的中点处。

【主治】舌强、舌缓（痿软）、食不知味、消渴、气喘。

【操作】点刺也血。

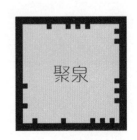

海泉 （EX-HN11）

【定位】在口腔内，舌下系带中点处。

【主治】舌体肿胀、舌缓不收、消渴。

【操作】点刺也血。

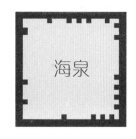

金津 （EX-HN12）

【定位】在口腔内，舌下系带左侧的静脉上。

【主治】舌强不语、舌肿、呕吐、消渴。

【操作】点刺出血。

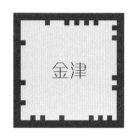

玉液 （EX-HN13）

【定位】在口腔内，舌下系带右侧的静脉上。

【主治】舌强不语、舌肿、呕吐、消渴。

【操作】点刺出血。

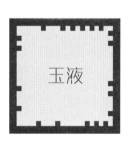

翳明 （EX-HN14）

【定位】在颈部，翳风后1寸。

【主治】目疾、耳鸣、失眠、头痛。

【操作】直刺0.5~1寸；可灸。

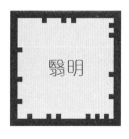

颈百劳 （EX-HN15）

【定位】在颈部，第7颈椎棘突直上2寸，后正中线旁开1寸。

【主治】颈项强痛、咳嗽、气喘、骨蒸潮热、盗汗。

【操作】直刺0.5~0.8寸；可灸。

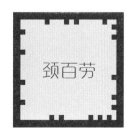

定喘 （EX-B1）

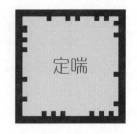

【定位】在脊柱区，横平第 7 颈椎棘突下，后正中线旁开 0.5 寸。

【主治】哮喘、咳嗽、落枕、肩背痛、上肢疼痛不举。

【操作】直刺 0.5~0.8 寸；可灸。

●快速定位　大椎旁开 0.5 寸。

夹脊 （EX-B2）

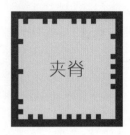

【定位】在脊柱区，第 1 胸椎至第 5 腰椎棘突下两侧，后正中线旁开 0.5 寸，一侧 17 穴。

【主治】胸 1~5 夹脊：心肺、胸部及上肢疾病；胸 6~12 夹脊：胃肠、脾、肝胆疾病；腰 1~5 夹脊：腰骶小腹部疾病及下肢疼痛。

【操作】直刺 0.3~0.5 寸，或用梅花针叩刺；可灸。

胃脘下俞 （EX-B3）

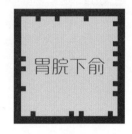

【定位】在脊柱区，横平第 8 胸椎棘突下，后正中线旁开 1.5 寸。

【主治】胃痛、腹胀、胸胁痛、消渴、胰腺炎。

【操作】斜刺 0.3~0.5 寸；可灸。

●快速定位　在膈俞与肝俞中间。

痞根 （EX-B4）

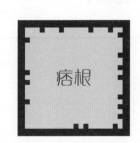

【定位】在腰区，横平第 1 腰椎棘突下，后正中线旁开 3.5 寸。

【主治】腰痛、痞块。

【操作】直刺 0.5~1 寸；可灸。

下极俞 （EX-B5）

【定位】在腰区，第 3 腰椎棘突下。

【主治】腰痛、小便不利、遗尿。

【操作】直刺 0.5~1 寸；可灸。

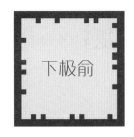

腰宜 （EX-B6）

【定位】在腰区，横平第 4 腰椎棘突下，后正中线旁开 3 寸。

【主治】腰痛、尿频、月经不调、带下。

【操作】直刺 1~1.5 寸；可灸。

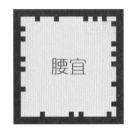

腰眼 （EX-B7）

【定位】在腰区，横平第 4 腰椎棘突下，后正中线旁开约 3.5 寸凹陷中。

【主治】腰痛、尿频、月经不调、带下。

【操作】直刺 1~1.5 寸；可灸。

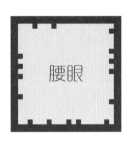

十七椎 （EX-B8）

【定位】在腰区，第 5 腰椎棘突下凹陷中。

【主治】腰骶痛、痛经、崩漏、月经不调、遗尿。

【操作】直刺 0.5~1 寸；可灸。

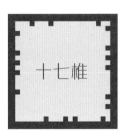

腰奇 （EX-B9）

【定位】在骶区，尾骨端直上 2 寸，骶角之间凹陷中。

【主治】便秘、癫痫、失眠、头痛。

【操作】向上平刺 1~1.5 寸；可灸。

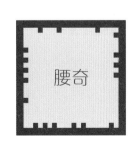

肘尖 （EX-UE1）

【定位】在肘后区，尺骨鹰嘴的尖端。

【主治】痈疽、瘰疬（淋巴结结核）。

【操作】艾炷灸 7~15 壮。

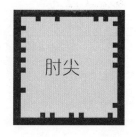

二白 （EX-UE2）

【定位】在前臂前区，腕掌侧远端横纹上 4 寸，桡侧腕屈肌腱的两侧，左右上肢各 2 穴。

【主治】痔疮、脱肛。

【操作】直刺 0.5~0.8 寸；可灸。

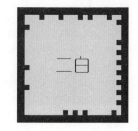

中泉 （EX-UE3）

【定位】在前臂后区，腕背侧远端横纹上，指总伸肌腱桡侧的凹陷中。

【主治】胸胁胀满、咳嗽、气喘、心痛、胃脘疼痛、掌中热。

【操作】直刺 0.3~0.5 寸；可灸。

●快速定位　阳溪与阳池连线的中点处。

中魁 （EX-UE4）

【定位】在手指，中指背面，近侧指间关节的中点处。

【主治】牙痛、鼻出血、噎膈反胃、呕吐。

【操作】浅刺 0.2~0.3 寸；艾炷灸 5~7 壮。

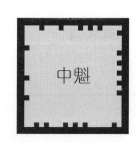

大骨空 （EX-UE5）

【定位】在手指，拇指背面，指间关节的中点处。

【主治】目痛、目翳、吐泻、出血。

【操作】浅刺 0.2~0.3 寸；艾炷灸 5~7 壮。

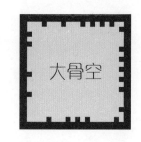

小骨空（EX-UE6）

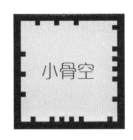

【定位】在手指，小指背面，近侧指间关节的中点处。

【主治】目赤肿痛、目翳、咽喉肿痛。

【操作】浅刺0.2~0.3寸；艾炷灸5~7壮。

腰痛点（EX-UE7）

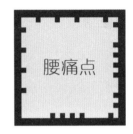

【定位】在手背，第2、3掌骨间及第4、5掌骨间，腕背侧远端横纹与掌指关节的中点处，一手2穴。

【主治】急性腰扭伤。

【操作】由两侧向掌中斜刺0.5~0.8寸。

外劳宫（EX-UE8）

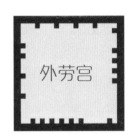

【定位】在手背，第2、3掌骨间，掌指关节后0.5寸（指寸）凹陷中。

【主治】落枕、手指麻木、手指屈伸不利。

【操作】直刺0.5 ~ 0.8寸；可灸。

八邪（EX-UE9）

【定位】在手背，第1~5指间，指蹼缘后方赤白肉际处，左右共8穴。

【主治】烦热、目痛、手背肿痛、手指麻木、昏迷。

【操作】斜刺0.5~0.8寸，或点刺出血。

●快速定位 微握拳，第1~5指间缝横纹端凹陷中。

四缝（EX-UE10）

【定位】在手指，第 2~5 指掌面的近侧指间关节横纹的中央，一手 4 穴。

【主治】小儿疳积、百日咳。

【操作】点刺出血或挤出少许黄色透明黏液。

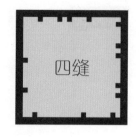

十宣（EX-UE11）

【定位】在手指，十指尖端，距指甲游离缘 0.1 寸（指寸），左右共 10 穴。

【主治】昏迷、高热、昏厥、中暑、癫痫、咽喉肿痛。

【操作】浅刺 0.1~0.2 寸，或点刺出血。

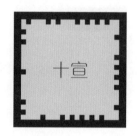

髋骨（EX-LE1）

【定位】在股前区，梁丘两旁各 1.5 寸，一肢 2 穴。

【主治】鹤膝风、下肢痿痹。

【操作】直刺 1~1.5 寸；可灸。

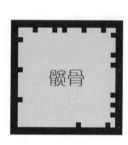

鹤顶（EX-LE2）

【定位】在膝前区，髌底中点的上方凹陷中。

【主治】膝关节肿痛、腿足无力、鹤膝风。

【操作】直刺 1~1.5 寸；可灸。

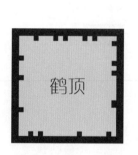

百虫窝（EX-LE3）

【定位】在股前区，髌底内侧端上 3 寸。

【主治】皮肤瘙痒、风疹、湿疹、蛔虫病。

【操作】直刺 1.5~2 寸；可灸。

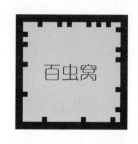

内膝眼 （EX-LE4）

【定位】在膝部，髌韧带内侧凹陷处的中央。

【主治】膝肿痛。

【操作】向膝中斜刺 0.5~1 寸，或透刺对侧膝眼；可灸。

●快速定位　与犊鼻内外相对。

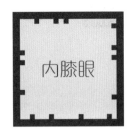

胆囊 （EX-LE6）

【定位】在小腿外侧，腓骨小头直下 2 寸。

【主治】急慢性胆囊炎、胆石症、胆绞痛、胆道蛔虫症。

【操作】直刺 1~2 寸；可灸。

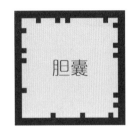

阑尾 （EX-LE7）

【定位】在小腿外侧，髌韧带外侧凹陷下 5 寸，胫骨前嵴外一横指（中指）处。

【主治】急慢性阑尾炎。

【操作】直刺 1.5~2 寸；可灸。

●快速定位　上巨虚上 1 寸。

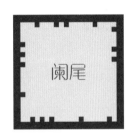

内踝尖 （EX-LE8）

【定位】在踝区，内踝的最凸起处。

【主治】扁桃体发炎、小儿不语。

【操作】常用灸法。

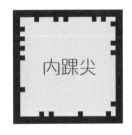

外踝尖 （EX-LE9）

【定位】在踝区，外踝的最凸起处。

【主治】十趾拘急、小腿抽筋、齿痛、重舌（舌下肿胀凸起）。

【操作】常用灸法。

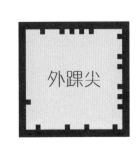

八风（EX-LE10）

【定位】在足背，第1~5趾间，趾蹼缘后方赤白肉际处，左右共8穴。

【主治】趾痛、足跗肿痛。

【操作】斜刺0.5~0.8寸，或点刺出血。

独阴（EX-LE11）

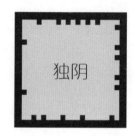

【定位】在足底，第2趾的跖侧远端趾间关节的中点。

【主治】胸胁痛、心绞痛、呕吐、难产、月经不调、疝气。

【操作】直刺0.1寸；可灸。

气端（EX-LE12）

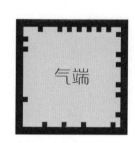

【定位】在足趾，十趾端的中央，距趾甲游离缘0.1寸（指寸），左右共10穴。

【主治】足趾麻木、足背红肿疼痛、中风。

【操作】浅刺0.1寸；可灸。

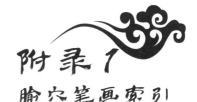

附录 1
腧穴笔画索引

十四画及以上

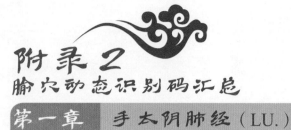

附录2
腧穴动态识别码汇总

第一章　手太阴肺经（LU.）

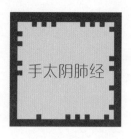

手太阴肺经

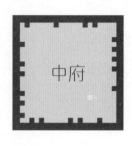

中府

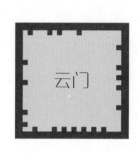

云门

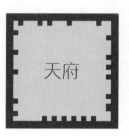

天府

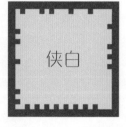

侠白

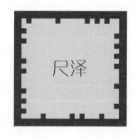

尺泽

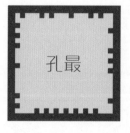

孔最

列缺

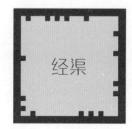

经渠

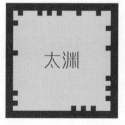

太渊

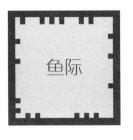

鱼际

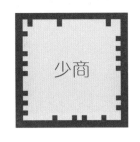

少商

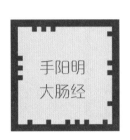

手阳明
大肠经

第二章　手阳明大肠经（LI.）

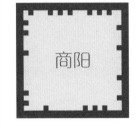

商阳

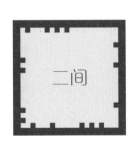

二间

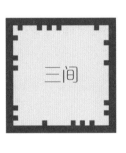

三间

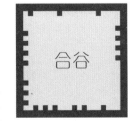

合谷

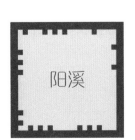

阳溪

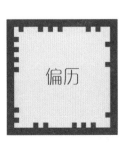

偏历

温溜

下廉

上廉

手三里

肘髎

手五里

臂臑

肩髃

巨骨

天鼎

扶突

口禾髎

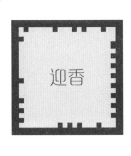

迎香

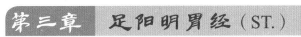

第三章　足阳明胃经（ST.）

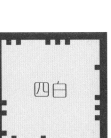

足阳明胃经

承泣

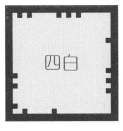

四白

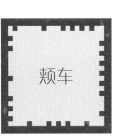

巨髎

地仓

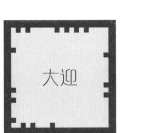

大迎

颊车

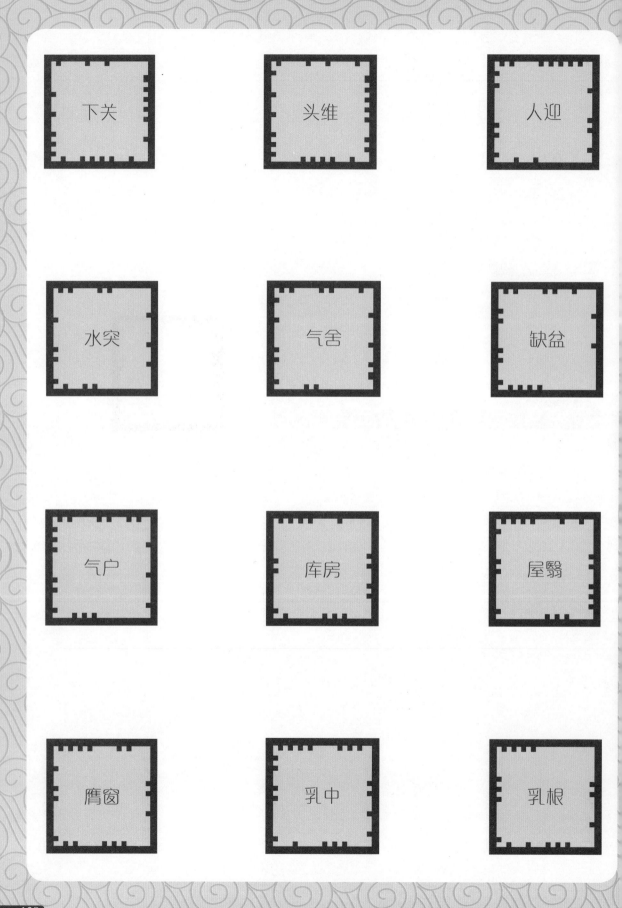

下关 头维 人迎

水突 气舍 缺盆

气户 库房 屋翳

膺窗 乳中 乳根

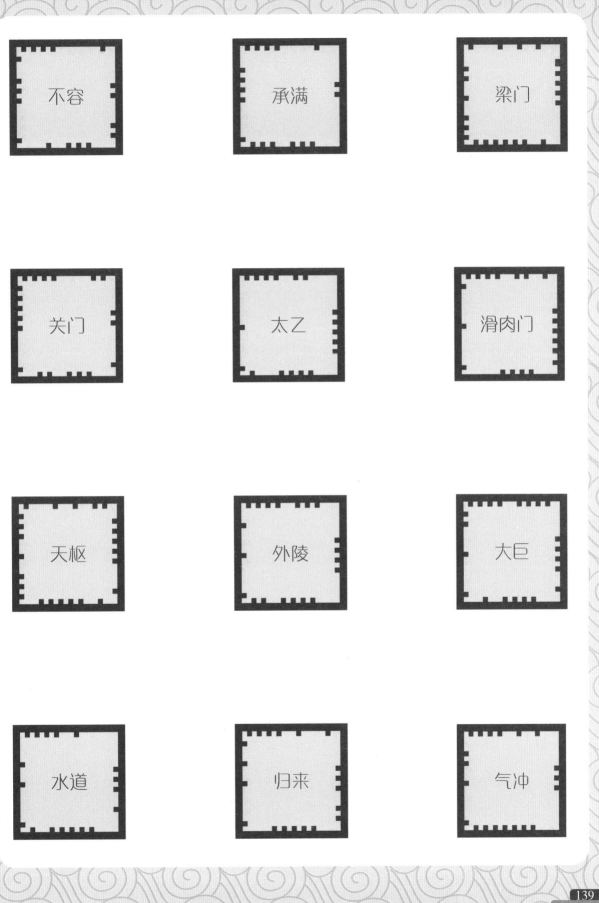

不容

承满

梁门

关门

太乙

滑肉门

天枢

外陵

大巨

水道

归来

气冲

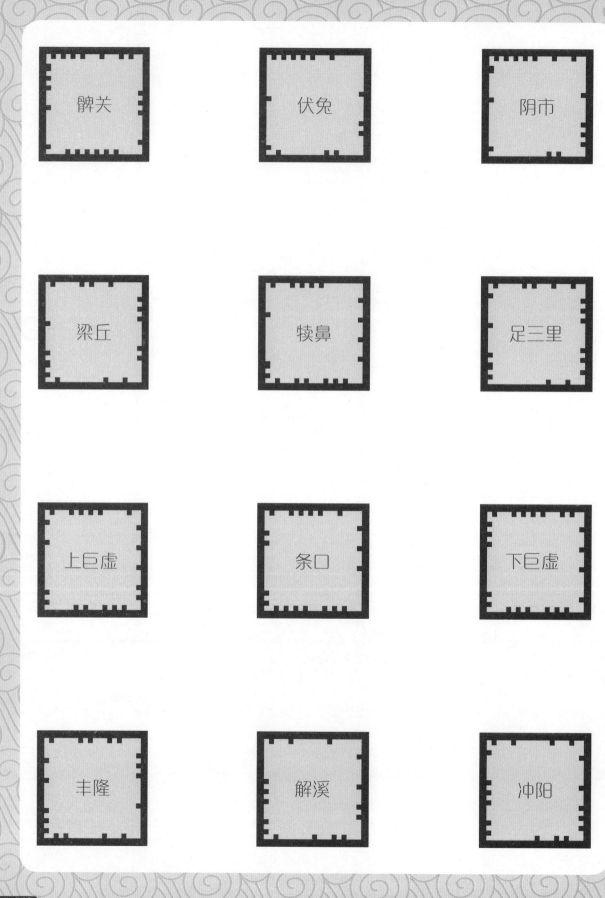

髀关　　　　伏兔　　　　阴市

梁丘　　　　犊鼻　　　　足三里

上巨虚　　　　条口　　　　下巨虚

丰隆　　　　解溪　　　　冲阳

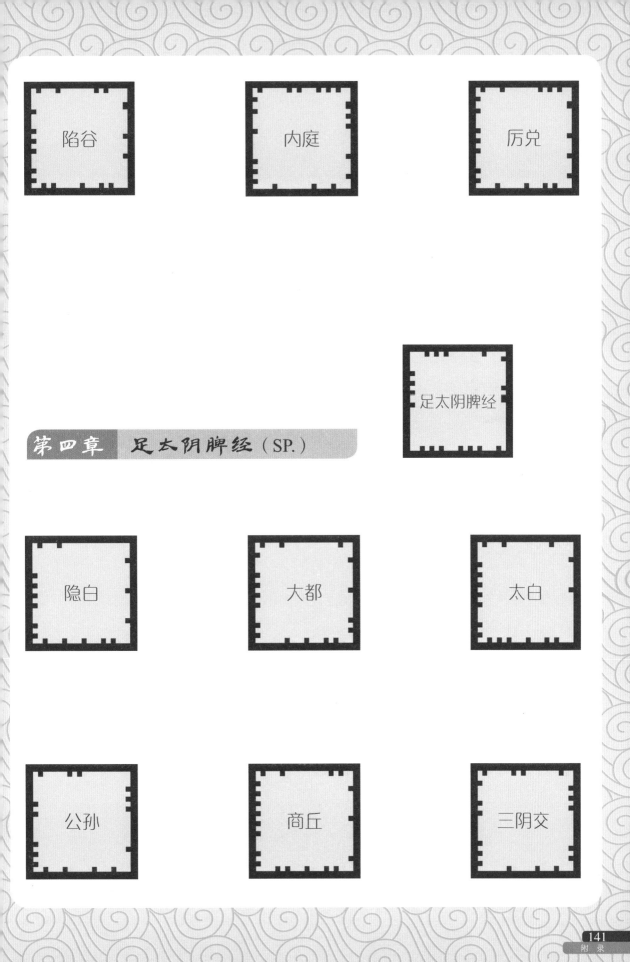

陷谷

内庭

厉兑

足太阴脾经

第四章 足太阴脾经（SP.）

隐白

大都

太白

公孙

商丘

三阴交

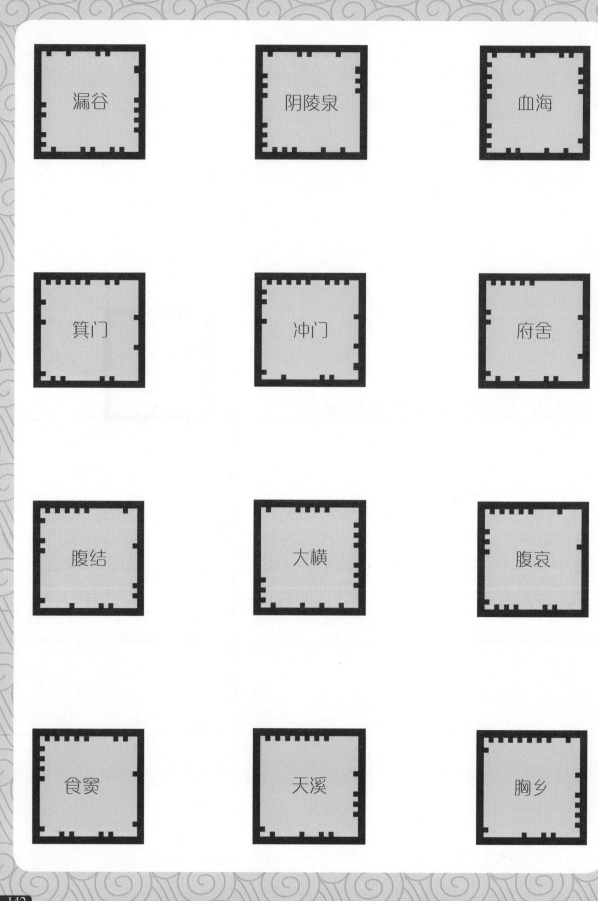

漏谷

阴陵泉

血海

箕门

冲门

府舍

腹结

大横

腹哀

食窦

天溪

胸乡

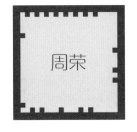

周荣

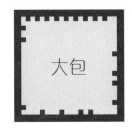

大包

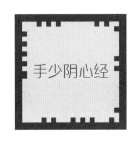

手少阴心经

第五章　手少阴心经（HT.）

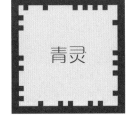

极泉

青灵

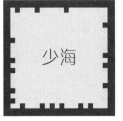

少海

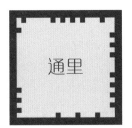

灵道

通里

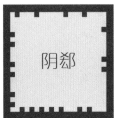

阴郄

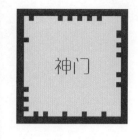

神门

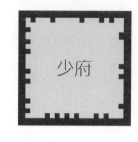

少府

少冲

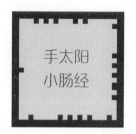

手太阳
小肠经

第六章　手太阳小肠经（SI.）

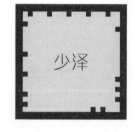

少泽

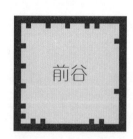

前谷

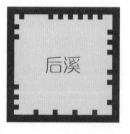

后溪

腕骨

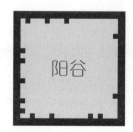

阳谷

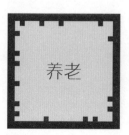

养老

支正	小海	肩贞
臑俞	天宗	秉风
曲垣	肩外俞	肩中俞
天窗	天容	颧髎

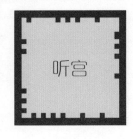

听宫

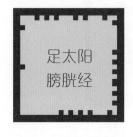

足太阳
膀胱经

第七章　足太阳膀胱经（BL.）

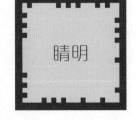

睛明

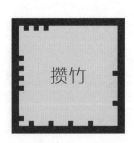

攒竹

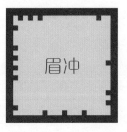

眉冲

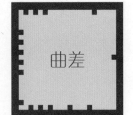

曲差

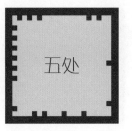

五处

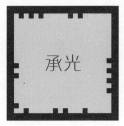

承光

通天

络却

玉枕

天柱

大杼

风门

肺俞

厥阴俞

心俞

督俞

膈俞

肝俞

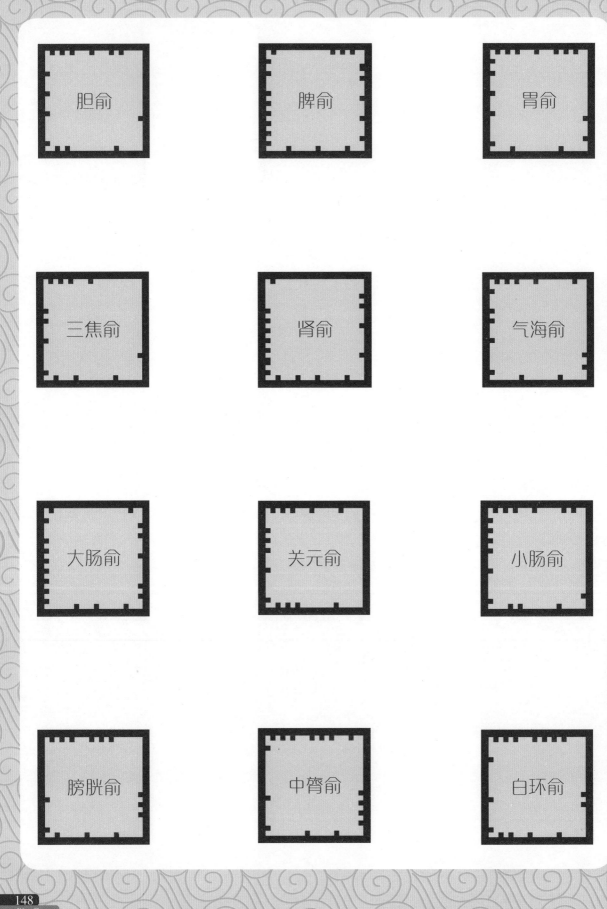

胆俞　　　脾俞　　　胃俞

三焦俞　　　肾俞　　　气海俞

大肠俞　　　关元俞　　　小肠俞

膀胱俞　　　中膂俞　　　白环俞

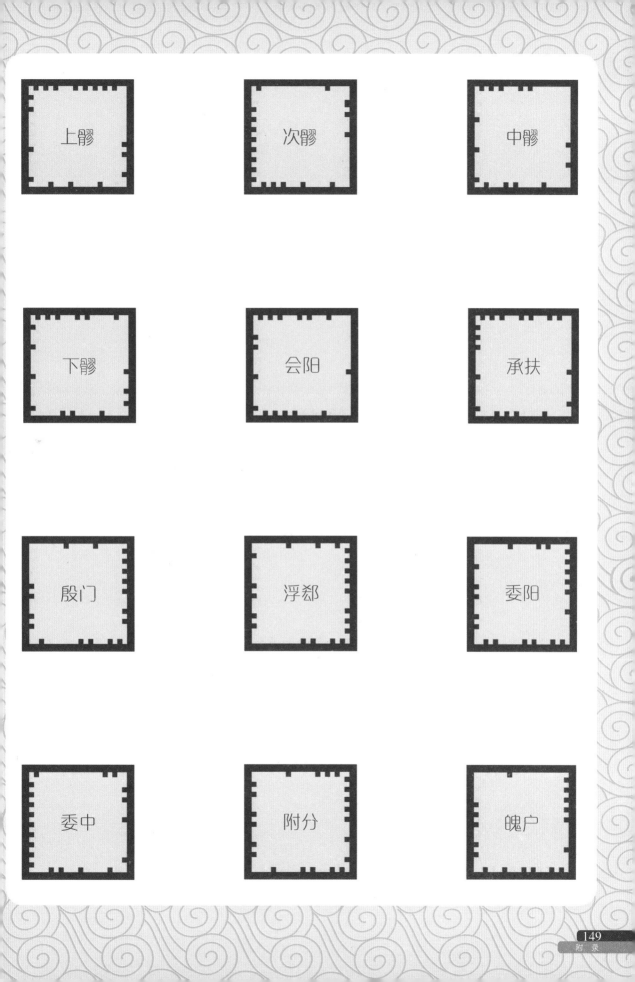

上髎　　　　次髎　　　　中髎

下髎　　　　会阳　　　　承扶

殷门　　　　浮郄　　　　委阳

委中　　　　附分　　　　魄户

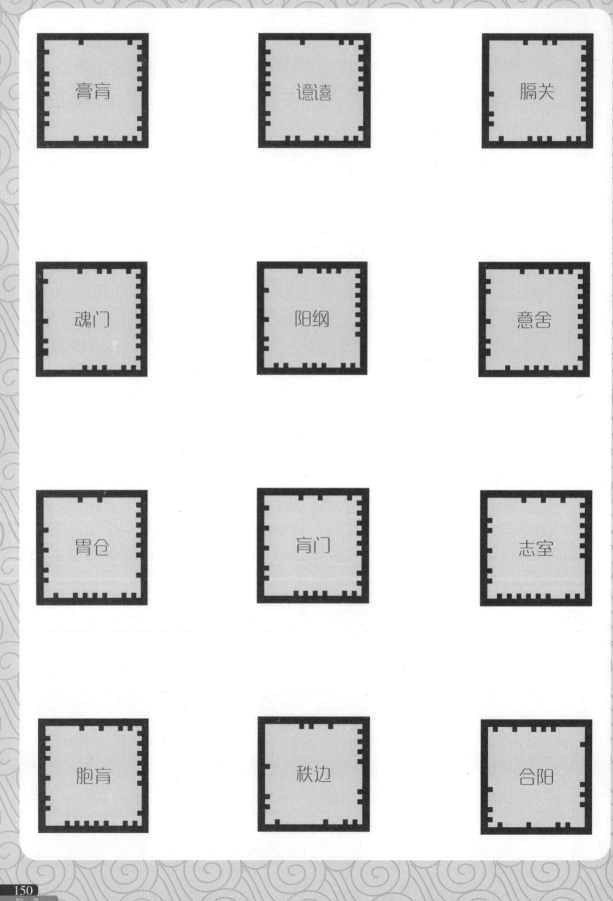

膏肓　　　　谚喜　　　　膈关

魂门　　　　阳纲　　　　意舍

胃仓　　　　肓门　　　　志室

胞肓　　　　秩边　　　　合阳

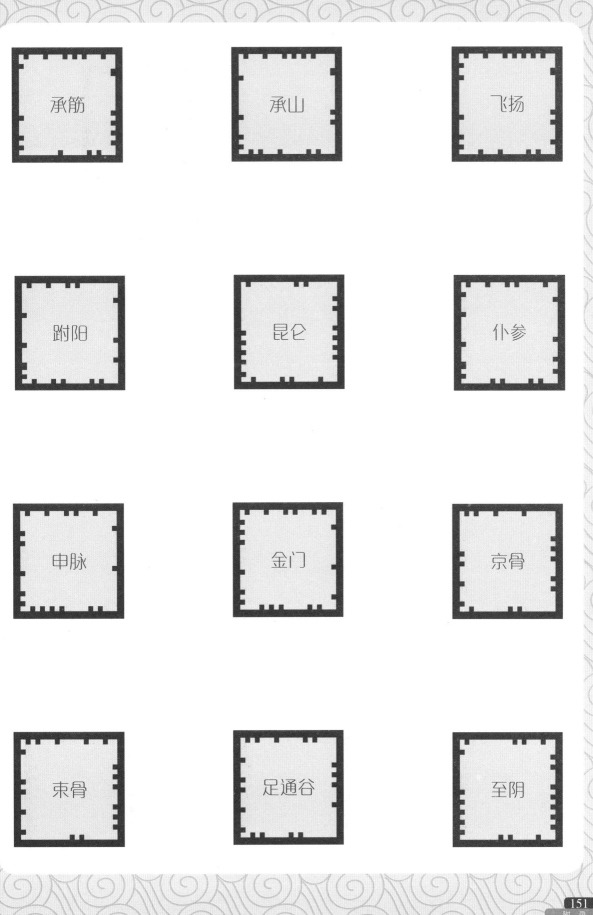

承筋　承山　飞扬

跗阳　昆仑　仆参

申脉　金门　京骨

束骨　足通谷　至阴

足少阴肾经

涌泉

然谷

太溪

大钟

水泉

照海

复溜

交信

筑宾

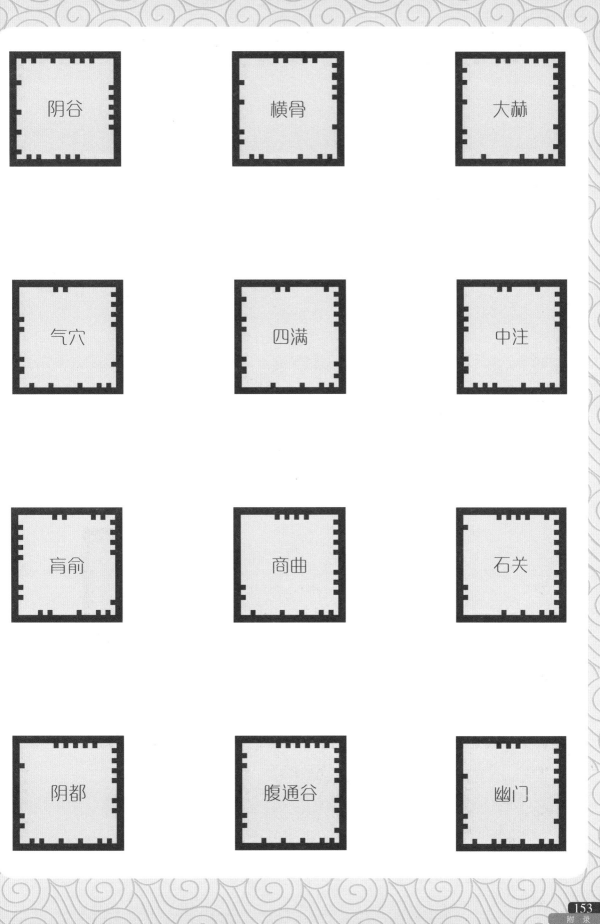

阴谷

横骨

大赫

气穴

四满

中注

肓俞

商曲

石关

阴都

腹通谷

幽门

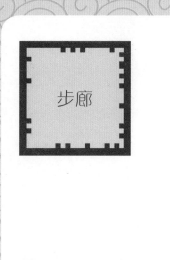

步廊

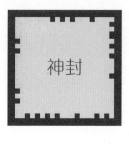

神封

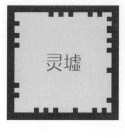

灵墟

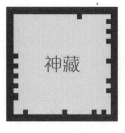

神藏

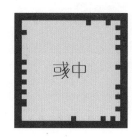

彧中

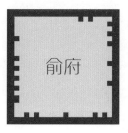

俞府

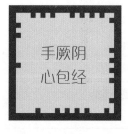

手厥阴
心包经

第九章 手厥阴心包经（PC.）

天池

天泉

曲泽

郄门

间使

内关

大陵

劳宫

中冲

手少阳
三焦经

第十章 手少阳三焦经（TE.）

关冲

液门

中渚

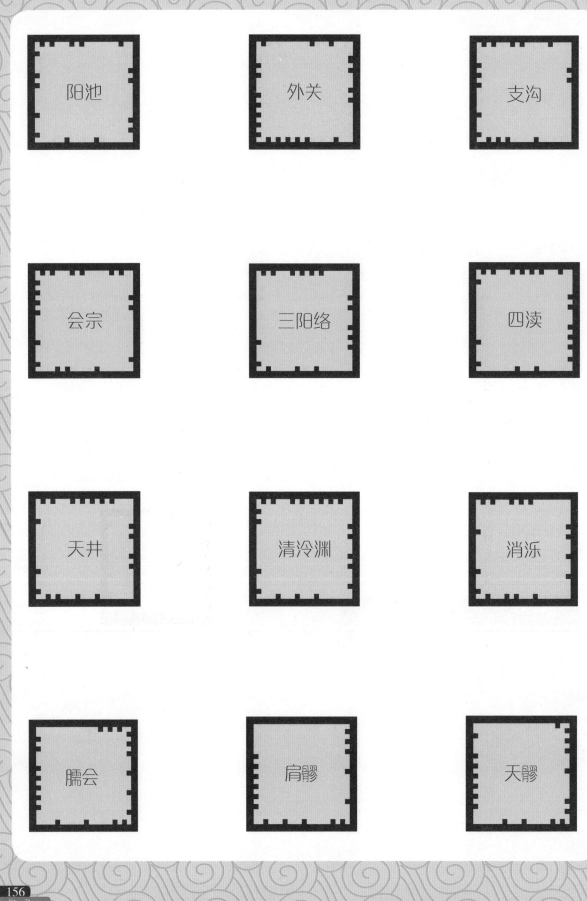

阳池

外关

支沟

会宗

三阳络

四渎

天井

清冷渊

消泺

臑会

肩髎

天髎

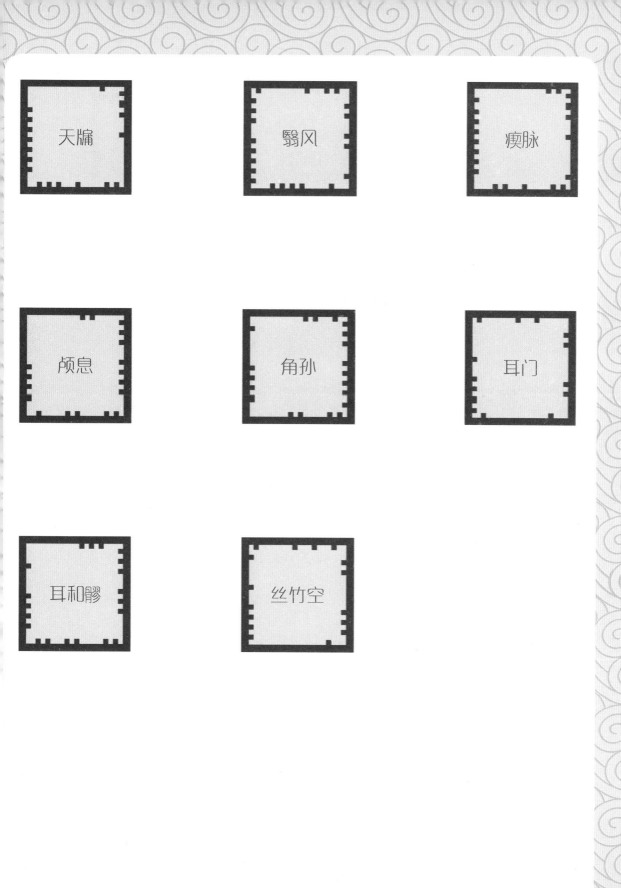

天牖

翳风

瘈脉

颅息

角孙

耳门

耳和髎

丝竹空

第十一章　足少阳胆经（GB.）

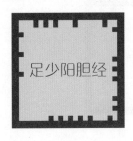
足少阳胆经

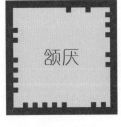
瞳子髎

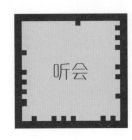
听会

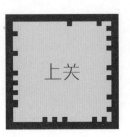
上关

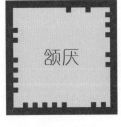
颔厌

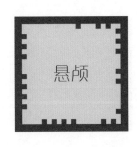
悬颅

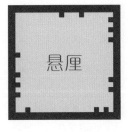
悬厘

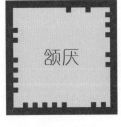
曲鬓

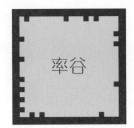
率谷

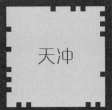
天冲

浮白

头窍阴

完骨

本神

阳白

头临泣

目窗

正营

承灵

脑空

风池

肩井

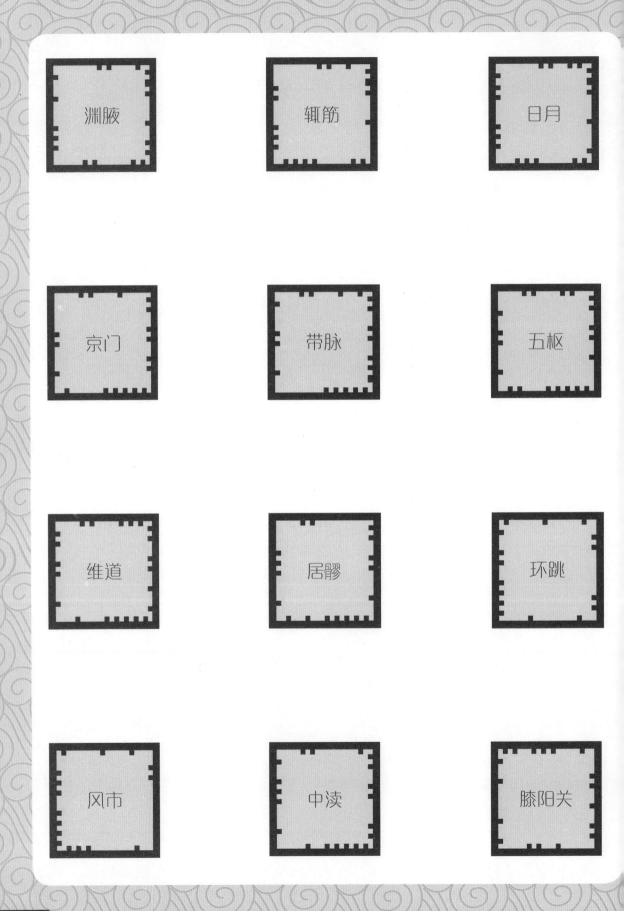

渊腋　辄筋　日月

京门　带脉　五枢

维道　居髎　环跳

风市　中渎　膝阳关

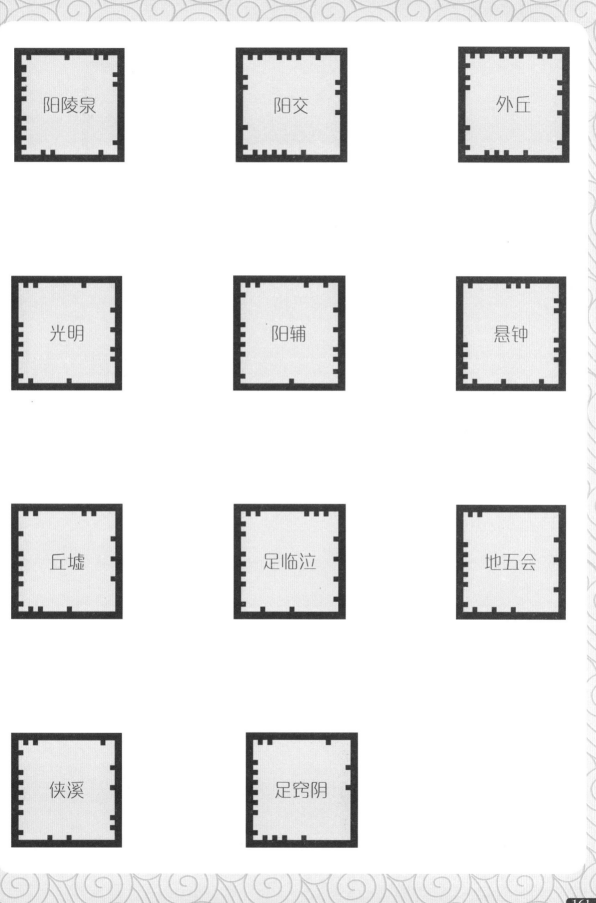

阳陵泉　　　　　阳交　　　　　外丘

光明　　　　　阳辅　　　　　悬钟

丘墟　　　　　足临泣　　　　地五会

侠溪　　　　　足窍阴

第十二章　足厥阴肝经（LR.）

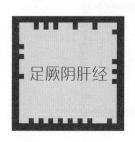

足厥阴肝经

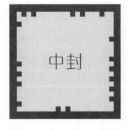

大敦

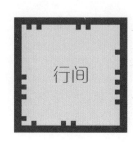

行间

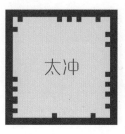

太冲

中封

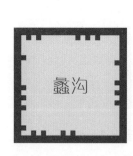

蠡沟

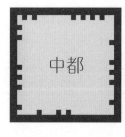

中都

膝关

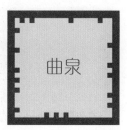

曲泉

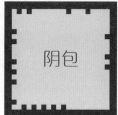

阴包

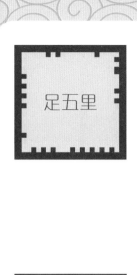

足五里

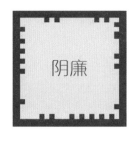

阴廉

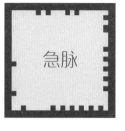

急脉

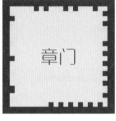

章门

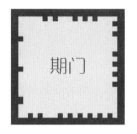

期门

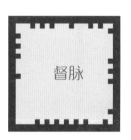

督脉

第十三章 **督脉**（GV.）

腰俞

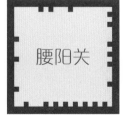

腰阳关

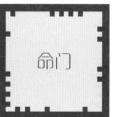

命门

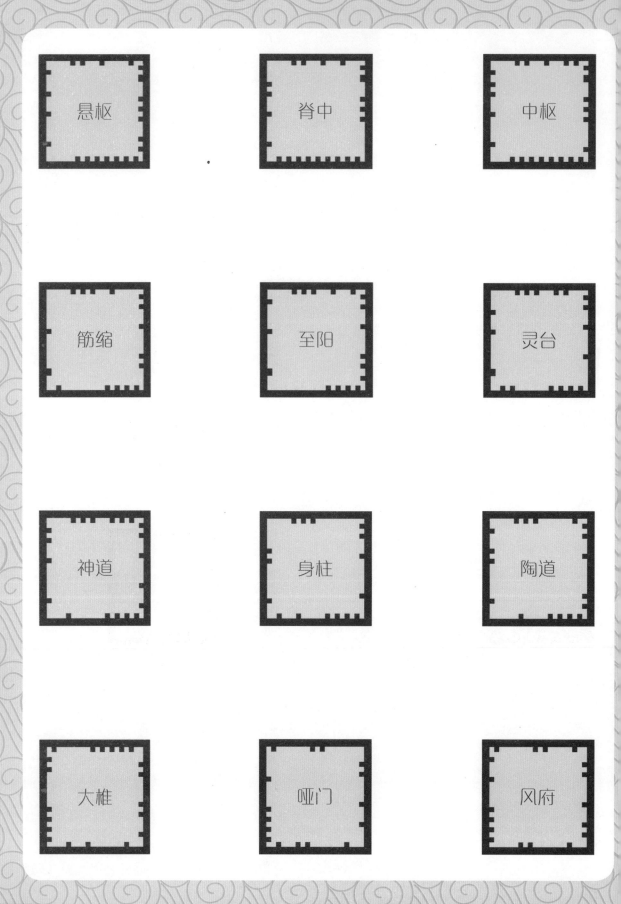

悬枢

脊中

中枢

筋缩

至阳

灵台

神道

身柱

陶道

大椎

哑门

风府

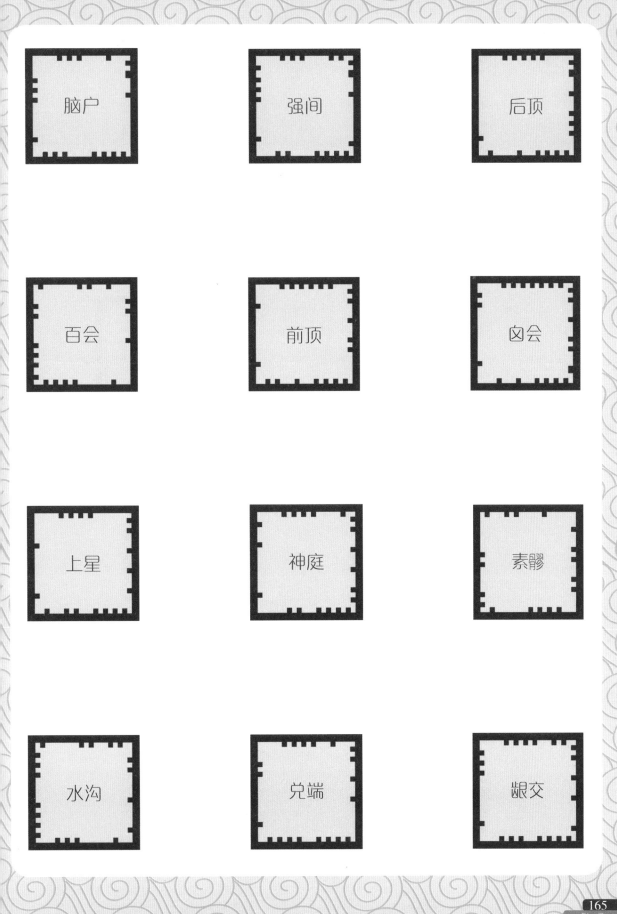

脑户　　强间　　后顶

百会　　前顶　　囟会

上星　　神庭　　素髎

水沟　　兑端　　龈交

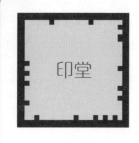

印堂

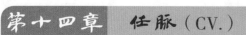

第十四章 任脉（CV.）

任脉

曲骨

关元

石门

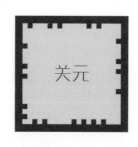

气海

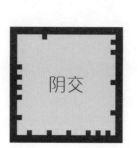

阴交

神阙

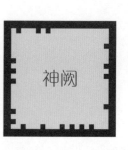

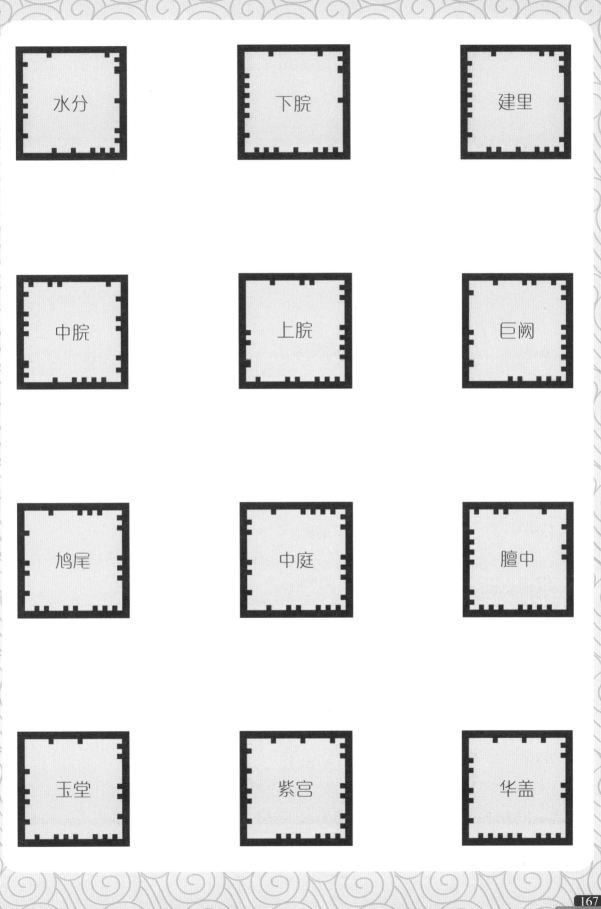

水分　下脘　建里

中脘　上脘　巨阙

鸠尾　中庭　膻中

玉堂　紫宫　华盖

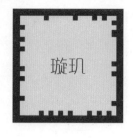

璇玑

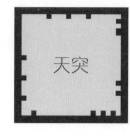

天突

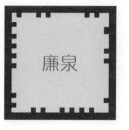

廉泉

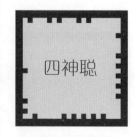

承浆

第十五章　经外奇穴

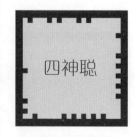

四神聪

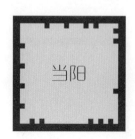

当阳

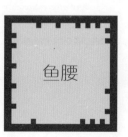

鱼腰

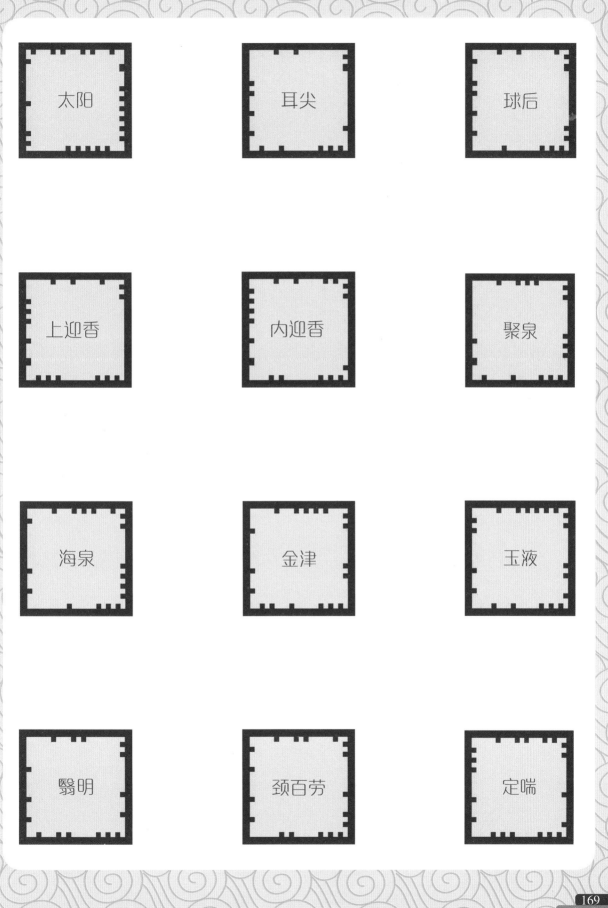

太阳

耳尖

球后

上迎香

内迎香

聚泉

海泉

金津

玉液

翳明

颈百劳

定喘

夹脊

胃脘下俞

痞根

下极俞

腰宜

腰眼

十七椎

腰奇

肘尖

二白

中魁

大骨空

小骨空

腰痛点

外劳宫

八邪

四缝

十宣

髋骨

鹤顶

百虫窝

内膝眼

胆囊

阑尾

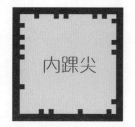
内踝尖

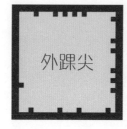
外踝尖

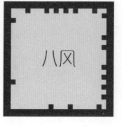
八风

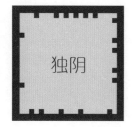
独阴

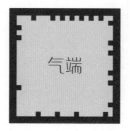
气端